糖尿病

治療與中醫調養

徐大基　著

商務印書館

糖尿病治療與中醫調養

作　　者：徐大基
責任編輯：蔡梲音
封面設計：張　毅
出　　版：商務印書館 (香港) 有限公司
香港筲箕灣耀興道 3 號東滙廣場 8 樓
http://www.commercialpress.com.hk
發　　行：香港聯合書刊物流有限公司
香港新界大埔汀麗路 36 號中華商務印刷大廈 3 字樓
印　　刷：美雅印刷製本有限公司
九龍觀塘榮業街 6 號海濱工業大廈 4 樓 A 室
版　　次：2019 年 9 月第 1 版第 2 次印刷

ISBN 978 962 07 3424 3
Printed in Hong Kong

中醫整體調養與合理治療把糖尿病的危害降到最低。

書賀

徐大基新著

糖尿病的治療與中醫調養發行

張琪

張琪

癸巳年十二月

國醫大師張琪教授題詞

“中醫整體調養與合理治療，把糖尿病的危害降到最低。”

序一

資深醫生都經驗豐富，但有不同的習慣：愛把經驗與病者分享者有之，愛教學授徒者亦不少。徐醫師既分享、授徒，同時努力把寶貴經驗納入著作，實在難得。這本糖尿病專著，內容極豐，醫者患者都可以手執一卷。

徐醫師出自中醫藥大學，但走的是中西醫結合的路。他對糖尿病的思維和理解，基本上就沒有中西之分，兩者已經融會貫通，取長補短。大作當中除了用大量筆墨詳細介紹了中醫藥治療糖尿病的基本原理、治療原則與方法外，同時分享了個案、運動及飲食建議，還不厭其煩地闡述了現代醫學有關糖尿病的病理、診斷、治療、併發症等知識與要點，足證現代中醫對科學的倚重。或者說，不應用生物科技資料，難以當好中醫或西醫。

徐醫師把糖尿病的起源、表徵、狀態、檢測內容、型類、中西治療、臟腑受累病變等都簡要地進行評述。西藥治療，極具規範；中醫藥治療，博採眾長。這樣徐醫師又間接道出了中西醫的差異。西醫按微觀，如血糖指標、心腎功能等治病；中醫按證型處方。說明了糖尿病患者往健康之路，可以走微觀的常規，克制高糖及其遺禍，加以宏觀的飲食調節，養生保健，預防併發症損害，盡收平衡和諧之效。

讀徐醫師著作，深有體會，殷然為序。

梁秉中

香港中文大學中醫中藥研究所所長

序二

認識徐大基醫師已經多年了。早在 2005 年徐醫師擔任香港仁濟醫院中醫門診暨教研中心主任，經常參加一些醫管局有關中醫的會議，因此有較多的機會接觸，對其行醫、學術等方面有一定的了解。

本書系統地闡述了糖尿病的概念、診斷、治療、飲食、運動療法、中醫藥療法、糖尿病的健康管理、監測以及預防等方面。內容豐富而不繁雜；簡潔扼要而不失專業性。

本書應用了較多的案例分析，通過言簡意賅的案例解説，使原本頗為高深的醫學知識變得通俗易懂，更使讀者有如身臨其境之感覺。

徐醫師熱心於公眾醫學知識的傳播，這對正確認識和評價中醫在整體醫療體系中的作用和地位方面都有一定的意義。

徐醫師集內地與香港行醫經驗，擷兩地學術之所長，精心編寫了這本《糖尿病治療與中醫調養》專著。理論聯繫實際，實用性及可讀性強。廣大讀者如能詳細閱讀、認真領會，諒有裨益。

黃譚智媛

香港醫院管理局中西醫結合榮譽顧問

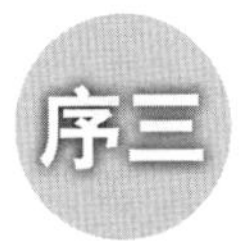

序三

糖尿病已經發展成為危害人類健康、社會和經濟發展的全球性問題。全球糖尿病的發病人數每年以 700 多萬的速度在遞增，而且呈現年輕化趨勢，香港也不例外。如何認識、控制和預防糖尿病？古今中外醫家及研究者從多角度多層次進行了探索和論述，專著也層出不窮。

雖然有關糖尿病的專著汗牛充棟，但目前中西薈萃、結合臨床實證談個人經驗體會者並不多見。通讀徐大基博士新著《糖尿病治療與中醫調養》一書，覺得耳目一新。

徐大基博士曾師從多位中醫名師，博採眾長，又長期根植於穗、港兩地，輾戰於臨床科研一線，經驗豐富，是中西醫綜合治療腎臟病的資深專家，自然也極為關注已成為終末期腎臟病首要原因的糖尿病。

《糖尿病治療與中醫調養》一書是在廣泛搜集中西醫關於糖尿病最新診治規範和研究成果的基礎上，緊密結合作者的實踐經驗和體會一蹴而就，更可貴的是附有作者近年在香港行醫的大量臨證案例，介紹了作者用中醫藥治療糖尿病及其併發症的親身經驗。不僅如此，作者還以大量篇幅詳細介紹了糖尿病人的中醫調養方法，包括飲食療法、藥膳調理、培養良好的生活方式，十分強調糖尿的規範和個體化的健康管理。

在中西優勢互補的基礎上，保持中醫的特色也十分的必要。目前香港的中醫有其自身特色，特別是我們所説的“純中醫”相當突出，中醫專科的發展也漸見端倪。孔子曰：“術業有專攻”，相信在香港中醫界的未來，專科的發展是必然的趨勢。本書為一部糖尿病專著，中西醫知識都較系統全面，又着重中醫臨床經驗和調養方法，無論對於執業中醫師，還是糖尿病患者及家人，都是一本內容豐富翔實且極具價值的參考書。

有徐大基博士此等辛勤仁厚之中醫同道，我之榮也；同道之新書即將付梓，我之樂也；有緣為此專著作序，我之幸也。

“德善成大醫，精誠是大基”——與大基博士共勉。

卞兆祥

香港浸會大學協理副校長

中醫藥學院臨床部主任

自序

糖尿病這一種古老的疾病，隨着社會經濟的發展，人們飲食結構的改變，其發病率在逐年升高，已逐漸成為許多人日常生活中不得不面對的事情。如今，糖尿病就像揮之不去的幽靈徘徊在人類社會的每一個角落，嚴重威脅着人們的健康。

臨床可見，有的糖尿病患者雖患病已數十年，由於治療、調理得當，看上去卻像沒病一樣；有些雖患病沒幾年甚至是剛剛確診，卻已出現嚴重的併發症，更有需要進行截肢、透析等治療。其實，對於重症糖尿病患者，追溯其發展過程大都有蛛絲馬跡可循。遺憾的是，由於認識的錯誤和治療的不規範等原因，常常導致了不堪回首的後果。這種情況即使在經濟、文化發達的香港亦未能倖免。

中西醫皆認為糖尿病應該注重早期診斷、早期治療，然而糖尿病剛剛發病時往往沒有甚麼症狀，血糖的控制與併發症的早期評估常被忽視。糖尿病沒有發生併發症時，眼睛病變、腎臟病變及透析、移植治療等似乎是非常遙遠的事情，患者便多數不加理會。隨着時光流逝，這些致命的情況不經意間一步一步地逼近。

在香港接診的糖尿病患者多數會諮詢許多問題，這些問題包括糖尿病的診斷、治療、飲食和調養等內容，正是這些問題促使我不斷地思考、探索、追究、研討。為了完整、準確地回答每一位患者朋友的諮詢，我養成了每天學習、查閱資料的習慣，這是我不斷獲得新知、積累經驗的泉源。長期以來，我一直嘗試將十分專業而豐富的醫學知識，用深入淺出的語言讓更多的患者朋友充分理解、掌握，並從中獲益。

糖尿病目前還不能根治，但公認，良好的生活習慣和健康管理是完全可以改善大多數糖尿病患者的健康狀態。但這一點並非所有人都能認識到，並加以實踐。有些患者對糖尿病的調養知識雖然熟悉，甚至有一定的理論深度，然而由於種種原因，卻難以做到如飲食控制、適量運動、戒煙限酒等生活方式的改變。因此本書在闡述糖尿病健康教育的同時，更加重視糖尿病患者需要"聞道而行之"，強調健康管理的實施。

本書以臨床為基礎，加插一些案例分析，從患者的角度闡述糖尿病的診斷、治療中的一些細節問題，希望能給讀者一個清晰的糖尿病合理治療配合飲食療法及中醫調養的概念，凸顯生活質量、延長壽命及控制各種併發症的重要性。本書堅持嚴謹規範、簡潔而完整為寫作原則，注重臨床實用，不做過深的理論探討；本人雖參閱了大量有關糖尿病的各類學術論文、指南、共識及專著等，但力求內容不至於過於冗長而又能提供盡可能詳盡的專業資訊。

在本書即將付梓的時刻，我首先感謝許許多多的患者朋友長期以來的支持和信任；患者朋友寶貴的意見促成了本書的編寫。更令我感動的是有些患者朋友還主動讓我拍攝包括糖尿病足在內的照片。感謝香港商務印書館蔡柷音、張宇程等編輯老師及商務印書館的全體同仁為本書的編輯、出版所付出的辛勤勞動。

感謝德高望重的國醫大師鄧鐵濤教授及我尊敬的三位導師——國醫大師張琪教授、廣東省名中醫黃春林教授、廣東省中醫院胡源民老師等多年的指導與厚愛，導師張琪教授還特別為本書題詞。

梁秉中教授是香港西醫界權威，在我任職於香港仁濟醫院中醫門診暨教研中心期間，因工作關係有機會接觸梁教授，對梁教授的為人、為師、治學及推動中醫在香港的發展等方面都非常敬佩，今在百忙之中撥冗審閱本書，並作了熱情洋溢的序言。香港醫院管理局中西醫結合榮譽顧問黃譚智媛醫生和香港浸會大學協理副校長卞兆祥教授在百忙中亦為本書作序，在此一併致謝！

感謝著名佛學研究者、香港大學佛學研究中心創辦人釋衍空大師；著名中醫臨床家、湖南中醫藥大學彭堅教授；中國科技開發院蕪湖分院中西醫結合研究所所長、安徽蕪湖市新安中醫院特聘首席中西醫結合專家江厚萬教授及著名針灸學家、腹針創始人薄智云教授等在百忙中分別審閱了本書部分內容，並提出了許多寶貴的修改意見。廣東省口腔醫院陳蕾醫生審閱、補充及修改了有關糖尿病口腔疾病與護理的內容，並提供了專業圖片；廣東省中醫院著名皮膚科專家盧傳堅教授、眼科歐揚教授及神經科盧明教授分別審閱了糖尿病皮膚病變、眼睛病變及神經病變的部分內容；福州市閩侯縣農業局黃建誠高級農藝師提供了精美的茶園圖片令本書生機盎然；廣州市百代專業設計工作室區詠及黃永森老師則協助製作了部分插圖，在此也一併致謝。

感謝我的忘年朋友、香港仁濟醫院前任總理吳佛祥先生，我尊敬的朋友林寶榮女士、何耀華女士等。當我初到香港，他們都給予了熱情的鼓勵和幫助，讓我在剛剛踏上一個陌生的土地時感到了親切和溫暖。在本書撰寫過程中，何女士還特別贈送了多本不同版次的香港藥物手冊用作參考，並作為本書的第一位讀者，為本書的修改提出了寶貴的意見，在此深表謝意！最後感謝家人的默默支持，我把這本書敬獻給敬愛的父母，祝願我的父母和天下父母健康長壽！

本書是我在業餘時間完成的，雖然已力圖全面、準確，但終因時間、能力所限，文中定有不少錯誤疏漏，本着學術交流、經驗分享之目的，懇望各位朋友在閱讀時給予批評指正。

徐大基

甲午年正月

目錄

第一部　糖尿病的診斷和治療

第二部 糖尿病飲食療法與調養

第三部 糖尿病與養生調護

第一部

糖尿病的診斷和治療

一、認識糖尿病

每年的 11 月 14 日是聯合國糖尿病日，俗稱世界糖尿病日，那天是加拿大科學家班廷（Frederick Grant Banting）的生日，用以紀念他在 1921 年發現了胰島素，幫助全球的糖尿病患者。世界糖尿病日是世界衛生組織和國際糖尿病聯合會為喚起全世界對糖尿病危害的關注而設的，自 1991 年起設定為紀念日，那年世界糖尿病日的主題更定為“糖尿病大眾化”。

2006 年 12 月聯合國通過決議，自 2007 年起把每年的 11 月 14 日升格為“聯合國糖尿病日”，並要求所有會員國、聯合國各相關組織、其他國際組織和民間團體，舉辦活動把糖尿病的預防和控制工作提升為政府責任，該年聯合國糖尿病日的主題是“關心兒童與青少年糖尿病”。

糖尿病的定義

糖尿病是一組以血漿葡萄糖（簡稱血糖）水平升高為特徵的代謝性疾病羣。引起血糖升高的病理生理機制是胰島素分泌缺陷及（或）胰島素作用缺陷。

血糖明顯升高時可出現多尿、多飲、體重減輕，有時尚可伴有多食及視物模糊等症狀。其基本病理是血糖增高及代謝紊亂。

中醫對糖尿病的認識

糖尿病是一種古老而又年輕的疾病。古老，因為糖尿病自古就已被發現；年輕，因為在數十年來，尤其是近年來糖尿病的發病率直線上升，而且越來越多年輕人加入了糖尿病的行列。

在世界醫學史中，中醫學最早認識本病，根據臨床表現，中醫認為糖尿病屬於消渴範疇。消渴之病名首見於《黃帝內經》。《素問・奇病論》:“此肥美之所發也，此人必數食甘美而多肥也，肥者令人內熱，甘者令人中滿，故其氣上溢，轉為消渴。“隋唐甄立言《古今錄驗》:“渴而飲水多，小便數……甜者，皆是消渴病也。”這是世界上最早關於糖尿病患者小便發甜的記載——比 1674 年英國人湯瑪斯・威廉（Thomas Willis）發現糖尿病病人的尿液甜如蜜的記載早了近 1000 年。

《景岳全書》:“消渴病，其為病之肇端，皆膏粱肥甘之變，酒色勞傷之過，皆富貴人病之而貧賤者少有也。”明確糖尿病與飲食、精神等因素有關。

表 1.1 中醫病因病機

病因病機	特點
稟賦不足，五臟柔弱	遺傳因素、免疫缺陷、胰島素缺乏或胰島素抵抗等
飲食不節，蘊熱傷津	過量飲食，過食肥甘，醇酒厚味，辛辣香燥等
情志不調，鬱久化火	心理應激可加重病情
缺少運動，過逸肥胖	肥者令人內熱
勞倦過度，損傷腎元	腎精耗竭，燥熱內生

糖尿病的發病機制

人體內糖代謝

碳水化合物在胃和小腸中被分解成葡萄糖。葡萄糖在胰島素的作用下，進入細胞中為人體的新陳代謝提供能量。多餘的葡萄糖則在肝和肌肉組織中被轉化糖原貯藏起來。當胰島素分泌不足或胰島素功能不能發揮正常作用時，糖代謝就會出現紊亂，這時候便可能引致糖尿病。

糖尿病的發病機制

一型糖尿病，亦稱為胰島素依賴型糖尿病，是一種由先天家

圖 1.1　人體內糖代謝示意圖

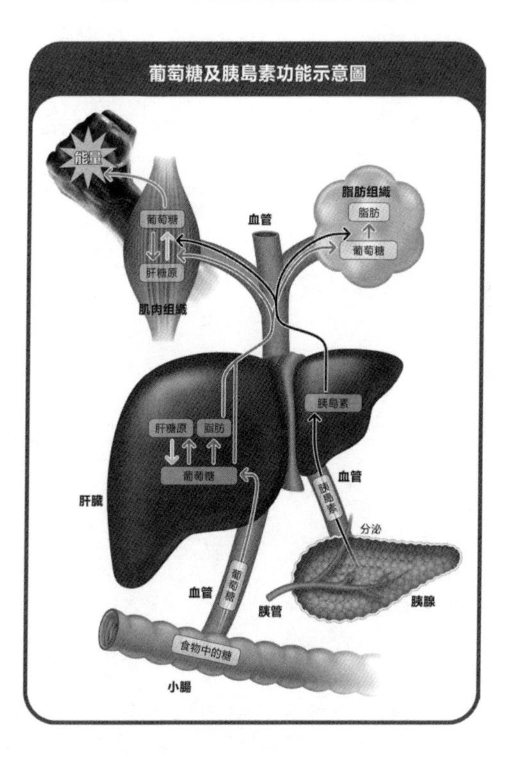

族遺傳的疾病，通常出現在兒童或青少年時期，可能是一種自體免疫性疾病。在這種情況下，身體的免疫系統攻擊體內分泌胰島素的 β 細胞，最終導致體內無法分泌胰島素。

二型糖尿病，亦稱非胰島素依賴型糖尿病，常見於成年人。病因包括胰島素抵抗，使身體不能有效地使用胰島素及胰島素分泌的減少，無法滿足身體所需。

其他類型糖尿病則包括了 β 細胞基因缺陷、遺傳性胰島素抵抗、胰臟疾病、激素分泌失調，內分泌性疾病、化學或藥物導致及感染等。妊娠期糖尿病，是婦女懷孕期間的主要併發症之一，多與肥胖等因素有關。

糖尿病離我有多遠？

糖尿病的患病率

糖尿病成為發病率最高的疾病之一，生活水平高的地區人口發病率明顯高於其他地區，城市亦高於農村。美國、瑞典、日本、智利、阿根廷等國的患病率約 5%~7%；西歐、東歐、俄羅斯、加拿大、澳大利亞等國患病率約為 2%~5%。

在 20 世紀 80 年代的中國內地，糖尿病仍屬於低患病率的疾病。根據 1980 年全國 30 萬人羣的流行病調查，當時糖尿病的患病率為 0.609%。[1]2007 年至 2008 年，在中華醫學會糖尿病學分會組織下，對全國 14 個省市進行了糖尿病的流行病學調查，表明中國糖尿病的患病率隨年齡的增長呈線性增加，20 歲以上的中國成人，糖尿病患病率平均為 9.7%，其中男性為 10.5%，女性為 8.8%，糖尿病總患病人口為 9,240 萬。糖尿病前期的患病率為 15.5%，估計有 1.48 億人處於糖尿病前期。在城市中，無論經濟水平發達與否，糖尿病的患病率都超過了 10%，農村的糖尿病患病率遠遠低於城市。[2] 中國可能已成為世界上糖尿病患病人數最多的國家。[3]

在中國香港地區，目前每 10 個人中便有 1 人患糖尿病。患病率由 35 歲以下的人士佔 2% 至 65 歲以上人士佔超過 20%。最常見的為二型糖尿病，香港約有 70 萬糖尿病患者，其中超過半數以上未得到明確診斷。由此可見患者數量對香港醫療體系造成沉重的負擔。[4]

糖尿病發病的危險因素

一型糖尿病發病的危險因素常與遺傳易感性、自身免疫問題、病毒感染、藥物及化學物等因素有關。

二型糖尿病患病的危險因素可分為不可改變的危險因素和可改變的危險因素。糖尿病家族史、年齡、種族及遺傳易感性等屬於不可改變的危險因素。超重、肥胖病、體力活動減少及熱量攝入過多，尤其是嗜甜食、肉食過多，飲酒等膳食因素。吸煙、藥物、緊張及熬夜等生活方式及社會因素，高血壓、血脂異常及代謝綜合症等均是糖尿病可改變的危險因素。

一般來説，糖尿病是慢慢發生的，但有些情況下，糖尿病會被忽然誘發出來。如：

- 大量甜食
- 勞累
- 感染
- 一些應急因素——緊張、精神刺激、外傷、手術、分娩等
- 藥物，如類固醇激素等

糖尿病的高危人羣

《中國二型糖尿病防治指南》列舉了二型糖尿病的高危人羣。[5] 對於屬於高危人羣者應該注意，及時進行血糖的檢測。

- 有糖調節受損史
- 45 歲或以上，及中年過後的人士
- 超重、肥胖（BMI≥24 kg/m^2），男性腰圍 ≥90cm，女性腰圍 ≥85cm，中央型肥胖者
- 二型糖尿病患者的直系親屬
- 高危種族
- 有巨大兒（出生體重 ≥4kg）生產史，妊娠糖尿病史
- 高血壓（血壓 ≥140/90mmHg），或正在接受降壓治療
- 血脂異常（HDL-C≤0.91mmol/L 及 TG≥2.22mmol/L），或正在接受調脂治療
- 心腦血管疾病患者
- 曾經使用過皮質激素誘發糖尿病病史者
- BMI≥28kg/m^2 的多囊卵巢綜合症患者
- 嚴重精神病和（或）長期接受抗抑鬱症藥物治療的患者
- 經常進行靜坐生活方式，缺乏運動
- 長期使用類固醇激素者

糖尿病的遺傳性

糖尿病家族史是糖尿病發病的獨立因素，直系親屬中如患有

糖尿病，其患病的機會會增多。遺傳學研究表明，二型糖尿病的父母中，其孿生子都有糖尿病的一致性為 88%；糖尿病患者中有家族史的佔 20%；家族中有糖尿病親屬者其患病率為 5.12%，而家族中無糖尿病親屬者為 1.57%，前者的患病率是後者的三倍以上。[6]

糖尿病的錯誤認知

糖尿病的預防和治療需要一個整體的思路，但臨床上時見有些患者朋友由於缺乏有關認識，使糖尿病不能獲得最佳控制，列舉部分原因如下。

- **重症狀，不檢測**

典型的糖尿病有明顯的多飲、多食、多尿及消瘦等症狀，臨床上容易引起重視，但有的患者並沒有明顯的症狀。平時不注意監測血糖，也不定期檢查血脂、肝腎功能、眼底檢查等。

- **只重降糖不全面**

有的患者重視降血糖，忽視其他危險因素。由於糖尿病治療是一個整體治療，除了降糖，還要配合降血脂、降血壓、改善血液黏稠度及戒煙等，這些措施與降低血糖具有同等重要性。

- **追求根治，沉迷偏方**

糖尿病的治療目前還沒有一種藥物能徹底根治，一些患者迷信偏方、奇方，只追求根治法，事實上只有個別繼發性糖尿病隨着原發病的治療而消失。任何標榜可以根治糖尿病的藥物都屬於虛假的。

- **對併發症認識不足**

糖尿病危害的嚴重性在於併發症，常見的併發症包括血管併發症、腎併發症、眼睛併發症等，這些併發症的出現通常在糖尿病發生多年後逐漸出現。有的患者在糖尿病初期比較重視，但隨時間推移而忽視了糖尿病治療的長期性，而不能堅持合理治療。

- **懼怕服藥憂打針**

有些糖尿病患者在患病初期會顧慮一旦服藥就要終身服藥。其實糖尿病是慢性疾病，本身胰島功能在逐漸衰退過程中，很難完全恢復，所以需要長期或終身使用藥物。有的二型糖尿病患者出現了某些慢性併發症，或出現一些急性併發症時需要進行胰島素治療，但由於懼怕藥物副作用而不敢使用或怕麻煩不願意打針，或總希望能用口服藥代替，而沒有及時使用胰島素可能導致病情加重。

事實上任何藥物都有一定的副作用，只是在權衡藥物的副作用及疾病本身所帶來的傷害，採取兩害相權取其輕的原則。

- **飲食控制走極端**

有的患者認為嚴格控制飲食便可以不用服藥，誇大了飲食控制的作用，有的甚至採取類似於飢餓療法的措施，小心翼翼地甚麼都不敢吃，出現腿膝發軟，大汗淋漓甚至低血糖，長遠來説或會嚴重消瘦、營養不良。

相反，有些患者得了糖尿病後認為有藥物控制，不再理會飲食控制，放任自流、麻痹大意，甚至一邊用藥，一邊大吃大喝，導致血糖控制不良。有的則只重視控制主食，而忽視其他副食，尤其是脂肪類食物，也使血糖難以控制。有的認為水果有糖，從不進食水果造成營養失衡，出反覆口腔潰瘍、便秘等併發症。

- **運動安排不恰當**

糖尿病患者大多數都比較肥胖，運動需要合理安排，既要避免不運動，又要避免運動過量及運動方式不正確。兩種情況都可能產生嚴重的負面影響，必須重視。

- **護理細節不足夠**

糖尿病足是糖尿病一種極其嚴重的併發症，但通過日常合理護理，卻多可免受其害。遺憾的是有的患者沒有護足習慣，足部瘙癢、損傷及併發足癬等，沒有及時、合理地處理，外出旅行行走過多、穿鞋不合適等，都可能造成不必要的損失。

- **精神健康錯失**

血糖穩定在正常範圍有賴於人體神經、內分泌的調節。精神因素對血糖的控制十分重要，糖尿病患者在應急狀態下，如精神過度緊張可導致拮抗胰島素的激素升高，從而導致血糖升高。另外，糖尿病患者常有併發精神抑鬱，如不注意精神健康，會影響生活質量。

註

[1] 全國糖尿病研究協作組調查研究組：〈全國 14 省市 30 萬人口中糖尿病調查報告〉，《中國內科雜誌》，1981 年，20(11)，頁 678。

[2] Yang WY, Lu JM, Weng JP et al., "Prevalence of Diabetes among Men and Women in China", *N Engl J Med*, 2010, 25, 362(12), pp1090~1101.

[3] 中華醫學會糖尿病學分會：《中國二型糖尿病防治指南》(北京：北京大學醫學出版社，2011 年 9 月第 1 版)，頁 1。

[4] 香港衞生署基層醫療概念模式及預防工作常規專責小組，基層醫療工作小組，香港特別行政區食物及衞生局編制：《香港糖尿病參考概覽——成人糖尿病患者在基層醫療的護理》，2010 年：頁 1~2。

[5] 中華醫學會糖尿病學分會：《中國二型糖尿病防治指南》(北京：北京大學醫學出版社，2011 年 9 月)，頁 9~10。

[6] 曾平，張毅：〈糖尿病流行病學〉，遲家敏主編，《實用糖尿病學》(北京：人民衞生出版社，2010 年第 3 版)，頁 1~8。

二、診斷糖尿病

糖尿病常見臨床症狀與特點

以下為三大常見臨床表現：

1. 典型症狀者為“三多一少”——多飲、多尿、多食，消瘦

2. 不典型症狀，如：

- 尿頻、尿量增多
- 容易口渴
- 身體倦怠，體重下降
- 女性陰部容易受念珠菌感染，引起陰部瘙癢

3. 有些可能沒有明顯的症狀，非常容易漏診。有的甚至到了嚴重的併發症出現或有其他疾病進行檢查時才被發現，如：

- 視網膜病變導致視力模糊
- 足部麻痹、刺痛或無力，傷口容易發炎，經久不癒

診斷糖尿病的檢查

為診斷糖尿病或了解糖尿病控制情況的必要檢查包括：空腹葡萄糖、餐後 2 小時血糖、糖耐量試驗及糖化血紅蛋白檢查等。

有時需要了解糖尿病的原因及類型等，則需要進行胰島細胞功能及相關抗體檢測，如：胰島 β 細胞功能測定、胰島素及 C 肽釋放試驗及胰島素抗體檢查等。

另外，由於糖尿病可能出現的併發症較多，病者需根據病情進行相關檢查，如尿蛋白、腎功能、肝功能、眼底、血管、血脂及神經系統等檢查。

並非所有的糖尿病患者都需要完成上述所有檢查，臨床上主要根據患者的具體情況進行檢查。

口服糖耐量試驗

1. 臨床應用

- 主要用於疑似糖尿病的確診和排除，糖尿病高危人羣的篩選，其他糖代謝異常疾病的病因診斷
- 臨床懷疑糖尿病，伴空腹血糖或隨機血糖可疑升高者
- 對懷疑有妊娠糖尿病者的確診
- 對原有糖耐量減低者的隨訪
- 了解血糖波動範圍，分析糖尿病穩定程度。糖尿病患者空腹血糖與餐後三小時血糖值差距越小越穩定，反之則越不穩定

2. 正常值

- 空腹血糖為 3.9~6.1mmol/L
- 1 小時血糖上升至高峰，小於 11.1mmol/L
- 2 小時下降，小於 7.8mmol/L
- 3 小時下降至空腹血糖值

3. 影響因素

- 測試前飲食
- 測試前體力活動
- 精神因素情緒激動可使交感神經興奮，血糖升高，故測試前應避免精神刺激
- 疾病和創傷
- 藥物對葡萄糖耐量的影響，如：口服避孕藥、煙酸、某種利尿藥可使糖耐量減低

表 2.1　口服葡萄糖耐量試驗的臨床意義

解釋	特點
可診斷糖尿病	• 有糖尿病症狀，2 小時血糖 ≥11.1mmol/L
可排除糖尿病	• 2 小時血糖 <7.8mmol/L
糖耐量減低	• 2 小時血糖為 7.8~11.1mmol/L
無糖尿病症狀的檢測	• 如 1 小時和 2 小時血糖均 ≥11.1mmol/L，方可診斷為糖尿病 • 如只有 2 小時血糖 ≥11.1mmol/L，須進行另一次葡萄糖耐量試驗時，2 小時血糖也要 ≥11.1mmol/L，或空腹血糖 ≥7.8mmol/L，方可診斷為糖尿病

糖化血紅蛋白

糖化血紅蛋白（HbA1C）是人體血液中紅細胞內的血紅蛋白與血糖結合的產物。血糖和血紅蛋白的結合生成糖化血紅蛋白是不可有逆反應，並需與血糖濃度成正比，並隨紅細胞消亡而消失，且不受臨時血糖濃度波動的影響。由於紅細胞的生命期為 120 天左右，所以糖化血紅蛋白可反映取血前 120 天左右的血糖平均水平。

知多一點點

尿糖升高代表血糖升高？

尿糖的出現主要有兩方面的原因：一是血糖增高性尿糖，二是血糖正常性尿糖，後者又稱腎性糖尿。

前者是因為血糖超過腎糖閾（renal glucose threshold），後者是因為腎小管重吸收功能障礙。正常情況下，葡萄糖從腎小球濾過後，腎近曲小管可將腎小球濾液中的葡萄糖絕大部分重新吸收回血液中，但是近端小管對葡萄糖的重新吸收有一定的限度，如當血中的葡萄糖濃度超過 9mmol/L 時，部分近端小管上皮細胞對葡萄糖的吸收已達極限，葡萄糖就不能被全部重新吸收，隨尿排出而出現糖尿。

尿中開始出現葡萄糖時的最低血糖濃度，稱為腎糖閾。當血糖濃度超過腎糖閾時，就開始出現尿糖。各種影響腎小管功能的腎臟病都可能造成腎糖閾下降，某些妊娠婦女和兒童的腎糖閾降低，在血糖正常時也會出現尿糖。而進食過量乳糖、果糖等可造成短暫尿糖增多，屬於假性尿糖。

用尿糖數據來估計血糖水平並不準確，但在排除影響腎糖閾的各種因素外，尿糖與血糖有相關性，可作為糖尿病治療過程的參考指標。

診斷標準與病變前期概念

糖尿病的診斷標準

根據美國糖尿病協會 2010 年的推薦標準，滿足以下任何一條即可診斷為糖尿病：

- 空腹血漿血糖在 7.0mmol/L 或以上
- 在口服糖耐量試驗中，口服 75 克葡萄糖 2 小時後，血漿血糖在 11.1mmol/L 或以上
- 有高血糖症狀，並且隨機血漿血糖在 11.1mmol/L 或以上
- 糖化血紅蛋白在 6.5% 或以上

有學者推薦將糖化血紅蛋白的檢測結果用於糖尿病的診斷，並為美國糖尿病學會接受。[1] 國際糖尿病專家委員會已經推薦將糖化血紅蛋白檢測結果（≥6.5%）作為糖尿病的重要診斷依據。[2]

但世界衛生組織（WHO）在 1999 年有關糖尿病診斷標準及《中國二型糖尿病防治指南》有關糖尿病診斷標準均尚未把糖化血紅蛋白列為診斷標準。

圖 2.1 糖尿病診斷標準

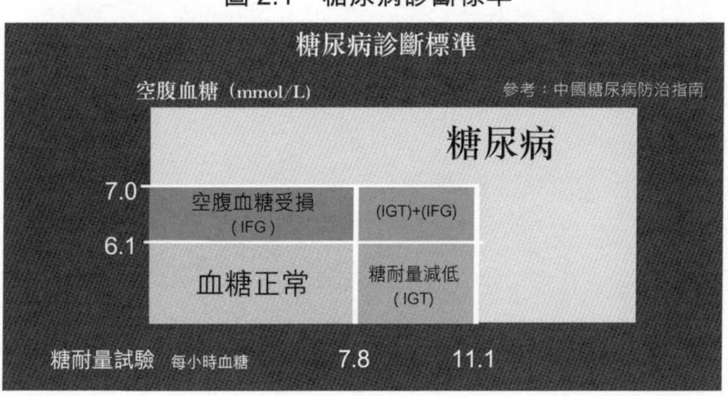

知多一點點

如何檢測空腹血糖

空腹血糖（FPG）是指在隔夜空腹（至少 8~10 小時未進食，飲水除外）後，早餐前採的血，所檢查的血糖值，為糖尿病最常用的檢測指標。

但需注意，若患者太遲抽血，如早上 8 時之後抽血只能屬於餐前血糖。餐前血糖並不等同於空腹血糖。如太遲抽血可能由於空腹時間太長而導致血糖偏低，也可能因為低血糖後出現反射性血糖升高，影響了結果的準確性。因此空腹血糖檢查一般會早上在 8 時之前進行。

另外注意，不能以單次檢查血糖升高，尤其是末梢血（篤手指）血糖升高就當作糖尿病診斷。必須反覆檢查，尤其是需要檢查靜脈血（抽血）血糖。更不能一見血糖升高就立即給降糖藥，否則有可能導致嚴重不良後果。

曾有新聞報道稱某位私家醫生由於使用的血糖儀出現故障，令檢測的血糖數值偏高，結果誤將多位非糖尿病患者當作糖尿病患者，而給予降糖處方藥物，導致三人嚴重低血糖入院治療。

糖尿病前期概念

表 2.2 糖代謝狀態分類

糖代謝分類	靜脈血漿葡萄糖（mmol/L）	
	空腹血糖（FPG）	糖負荷後 2 小時血糖（2hPG）
正常血糖（NGR）	<6.1	<7.8
空腹血糖受損（IFG）	6.1~<7.0	<7.8
糖耐量減低（IGT）	<7.0	7.8~11.1
糖尿病（DM）	≥7.0	≥11.1

註：

1. PG：plasma glucose 血糖；2. FPG：fasting plasma glucose 空腹血糖；3. IFG：impaired fasting glucose 空腹血糖受損；4. IGT：impaired glucose tolerance 糖耐量減低；5. NGR:normal glucose regulation；6. DM: Diabetes Mellitus（資料參考：WHO，1999）。

IFG 與 IGT 同屬於正常糖代謝和糖尿病之間的中間狀態，統稱為"糖尿病前期"（pre-diabetes）。[3] IFG 與 IGT 可合稱為"糖調節受損"（impaired glucose regulation, IGR）。

IFG 指的是"非糖尿病的空腹高血糖狀態"（指數為 FPG 6.1~7.0mmol/L ），如果進行口服葡萄糖耐量試驗（oral glucose tolerance test, OGTT），指數則為 2hPG<7.8 mmol/L 。而 IGT 則是指標準為 FPG<7.0mmol/L ，OGTT 後 2hPG 的指數在 7.8~11.1mmol/L 之間的一種"非糖尿病餐後高血糖"狀態。

在高血糖到達糖尿病診斷點時，可以有三種狀態的病人：

1. 單純空腹高血糖（isolated fasting hyperglycemia, IFH），指數為 FPG≥7.0mmol/L，但 2hPG<11.1mmol/L

2. 單純負荷後高血糖（isolated postchallenge hyperglycemia, IPH），指數為 2hPG>11.1mmol/L，但 FPG<7.0mmol/L

3. 以上兩種兼有

2003 年 11 月美國糖尿病學會（ADA）基於大量的臨床試驗結果，提出將 IFG 的診斷下限由 6.1mmol/L 下調到 5.6mmol/L，中國學者也有此共識。[4] 但 WHO 在 2005 年日內瓦召開的顧問專家組會經過討論之後並沒有採納，而是堅持原診斷標準不變。相信隨着社會經濟的發展，這一認識預期在不遠的未來會被廣泛接受。

糖耐量減低（IGT）或空腹血糖受損（IFG）都是糖尿病的危險信號，此時，如果改變生活方式、控制飲食、進行適當體育運動可防止或者延緩進展為糖尿病。有研究表明，糖耐量異常患者在 5~10 年內，有三分之一機會血糖可恢復正常，三分之一機會保持不變，三分之一機會發展為糖尿病。

知多一點點

血糖數據的換算

由於歷史與習慣等原因，在不同的時期與不同的國家、地域使用血糖單位時通常有毫摩爾每升（mmol/L）及毫克每分升（mg/dl）。兩者之間的換算係數如表 2.3。

表 2.3　正常血糖新舊單位參考值及新舊單位轉換係數

新單位參考值	舊單位參考值	換算係數（新換舊）
3.61~6.11mmol/L	65~110mg/dl	18

血糖單位換算公式為：mmol/L × 18=mg/dl

糖尿病分型

表 2.4　糖尿病分型 [5]

分型	原因與亞型
一型糖尿病	由於胰島 β 細胞破壞導致胰島素絕對缺乏，分為： • 免疫介導性 • 特發性
二型糖尿病	• 主要以胰島素抵抗為主伴相對胰島素不足 • 主要以胰島素分泌不足伴胰島素抵抗
其他特殊類型糖尿病	• β 細胞功能的遺傳缺陷 • 胰島素作用的遺傳缺陷 • 胰腺外分泌病變：胰腺炎、創傷或胰腺切除手術後、胰腺腫瘤、胰腺囊性纖維化、血色病、纖維鈣化性胰腺病等 • 內分泌腺病：肢端肥大症、嗜鉻細胞瘤、甲狀腺功能亢進症、生長抑素瘤等 • 藥物或化學物誘導：糖皮質激素、甲狀腺激素、二氮嗪、β - 腎上腺素受體激動劑、噻嗪類利尿劑、苯妥英鈉、α - 干擾素等 • 感染：風疹、巨細胞病毒感染及其他 • 免疫介導的罕見類型 • 伴糖尿病的其他遺傳綜合症
妊娠糖尿病	• 妊娠期發生的糖尿病或妊娠前就存在糖代謝異常，而未被發現的糖尿病或糖耐量減低的妊娠患者

應急性血糖升高

外傷、全身性感染及大手術後，無基礎性糖尿病的患者中常發生以胰島素抵抗為主的糖代謝紊亂，表現為血糖水平的增高，稱為應激性高血糖。

應急如外傷、全身性感染及大手術等可導致應急性高血糖，當這些導致應急的因素獲得改善或消除後，血糖則一般可降至原來水平。常見的應急因素有：

- 嚴重燒傷
- 急性心肌梗死
- 腦血管意外
- 重症感染

二型糖尿病慢性併發症的危險因素

糖尿病慢性併發症形成的原因複雜，目前觀點認為如果未能把糖尿病危險因素控制到理想範圍，在數年後將逐漸出現許多慢性併發症。高血糖狀態下的非酶糖化反應的過程本身，及其終末產物在糖尿病慢性併發症的發生與發展起到重要的作用。糖尿病慢性併發症中的危險因素包括不可改變的因素和可改變的因素。

表 2.5　糖尿病慢性併發症的危險因素及特點

危險因素		特點
不可改變的危險因素	遺傳因素	有明確的遺傳傾向
	糖尿病病程	慢性併發症的出現與病程及年齡呈正相關關係
	年齡	
	性別	雌激素對女性糖尿病患者心血管的保護機制下降
可改變的危險因素	高血糖	影響糖尿病患者身體大小，引致血管閉塞，破壞神經系統，令器官功能散失，出現各種併發症
	高血壓	
	高血脂，包括高膽固醇及甘油三酯	
	血液高凝狀態	
	吸煙，包括二手煙	
	酗酒	
	肥胖，尤其是中央型肥胖	導致胰島素抵抗

註

[1] American Diabetes Association, "Standards of medical care in diabetes", *Diabetes Care*, 2012, 34 (Suppl 1):S11~S63.

[2] Nathan DM, Balkau B, Bonora E et al., "International Expert Committee Report on the role of the A1C assay in the diagnosis of diabetes", *Diabetes Care*, 2009, 32, pp1327~1334.

[3] The Expert Committee on the Diagnosis and Classification of Diabetes Mellitus, "Follow-up report on the diagnosis of diabetes mellitus", *Diabetes Care*, 2003, 26(11), pp3160~3167.

[4] 張波，王金平，楊文英等：〈空腹血糖受損診斷標準從 6.1 mmol/L 下調至 5.6 mmol/L 的合理性分析〉，《中華內分泌代謝雜誌》，2004 年，20，頁 396~398。

[5] World Health Oganization Study Group, "Expert committee on Diabetes Mellitus", *Technical Report Series* 727, Geneva:WHO, 1985.

三、治療糖尿病

治療原則

二型糖尿病總治療原則是通過改變生活方式，包括飲食控制、進行合理運動，配合適當的藥物治療，以達到控制血糖、預防併發症的目的。理想的降糖治療應具備的基本要求：

• 安全性——低血糖發生率低，最好不出現低血糖

• 有效性——能將空腹血糖、餐後 2 小時血糖及糖化血紅蛋白控制在理想範圍

• 整體性——除了血糖控制達標外，血脂、血壓、血尿酸、血黏度等也要控制在正常範圍

• 長期性——由於糖尿病，目前還不能徹底根治，因此要持之以恆，不能懈怠

治療目標

改善糖代謝，血脂、血壓等指標正常，避免急、慢性併發症，在此基礎上實現改善患者生活質量，達至健康長壽，這些都是糖尿病治療的總體目標。要糖尿病控制理想十分強調患者的整體健康。除了血糖等指標需正常且穩定之外，血脂、體重均要求維持在合理的範圍內。國際糖尿病聯盟定下了空腹血糖、餐後血糖及糖化血紅蛋白等指標控制的目標。[1]

表 3.1　糖尿病患者血糖控制目標

血糖	理想	普通	不佳
空腹血糖（mmol/L）	4.0~5.5	<8.0	>10.0
餐後 2 小時血糖（mmol/L）	<7.8	<10.0	>12.0
糖化血紅蛋白（%）	<6.5	<7.5	>8.5

但血糖控制目標必須個人化，兒童、老年人、有嚴重合併症、嚴重或頻發低血糖史以及生存期在 5 年以內的患者都不宜制定過於嚴格的控制目標。《香港糖尿病參考概覽——成年糖尿病在基層醫療的護理》參照美國糖尿病協會制定了糖尿病治療目標參考標準，對於大多糖尿病患者來說都可作參考。

表 3.2　糖尿病治療目標值[2]

項目	控制理想	控制欠佳
空腹血糖（FPG）	4~7 mmol/L	≥8 mmol/L
糖化血紅蛋白（HbA1C）	<7%	>8%
體重指標（BMI）	<23 kg/m^2	>27.5 kg/m^2
腰圍	男 <90cm 女 <80cm	男 ≥90cm 女 ≥80cm
血壓	<130/80mmHg	>140/90mmHg
總膽固醇（Chol）	<4.5mmol/L	≥6.2 mmol/L
高密度脂蛋白（HDL）	>1.0 mmol/L	<0.9 mmol/L
低密度脂蛋白（LDL）	普通人 <2.6 mmol/L 冠心病者 <1.8 mmol/L	≥3.4 mmol/L
三酰甘油酯（TG）	1.7 mmol/L	≥2.8 mmol/L

註：

1. 世界衛生組織於 2008 年發出量度身體指引，提供量度腰圍的參考方法：
   - 把軟尺圍繞在髖骨之上的赤露腹部
   - 確保軟尺緊貼身體，但不會壓緊皮膚
   - 軟尺與地面平行，介於髂骨頂部與下肋緣兩側之間
   - 量度時患者應該保持放鬆及呼氣
2. 腰圍標準可能不適合於長者。

餐後血糖目標

餐後血糖一般是監測進餐後 1~2 小時的血糖水平，餐後高

血糖的危害嚴重。它是大血管病變的獨立因素，增加視網膜病變的機會，增加頸動脈中層增厚，可導致應急、炎症和內皮功能不全，並減少心肌容量和心肌血流量。[3]

此外，餐後高血糖會損害胰島 β 細胞分泌胰島素的功能、加重腎臟損害、減慢運動和感覺神經傳導速度、增加出現腫瘤機會，並與老人認知功能障礙有關。餐後血糖越高，大血管病變的危險性越高；餐後血糖是 HbA1C 的主要決定者。餐後血糖升高是心血管死亡率的獨立高危因素，餐後血糖升高與心肌梗死的發病率直接相關，同時也是提高老人致命性心血管疾病的直接相關因素。這其中主要原因與餐後高血糖損傷內皮細胞，引起動脈粥樣硬化有關。[4]

不過，餐後血糖也非越低越好，國際糖尿病聯盟曾在 2007 年的指南中，把餐後 2 小時血糖的理想目標值定為 7.8 mmol/L 以內。在 2011 新版的指南中更新了 2007 年的指標，考慮到避免糖尿病患者發生低血糖風險，將餐後血糖目標值改為 9.0 mmol/L。[5]

糖化血紅蛋白的控制目標

糖化血紅蛋白對糖尿的遠期預後有重大意義，糖化血紅蛋白數值越低，出現慢性併發症的風險越低。

表 3.3　每降低 1% 糖化血紅蛋白的臨床可能獲益情況[6]

臨床獲益	下降程度
下肢截肢或致死性周圍血管疾病風險	43% ↓
微血管病風險	37% ↓
糖尿病死亡風險	21% ↓
白內障切除手術風險	19% ↓
心肌梗塞風險	14% ↓
中風風險	12% ↓

糖化血紅蛋白是評價血糖控制水平的公認指標，但關於其理想水平及目標值應因人而異。不能不考慮患者的年齡、體質等個體差異，過分強調 HbA1C 達標或正常化，而增加患者低血糖的次數和死亡風險。因此，《中國成人二型糖尿病 HbA1C 控制目標的專家共識》強調了對於降糖目標的設定，要求做到個人化。

表 3.4　中國成人二型糖尿病 HbA1C 目標值建議

HbA1C 目標值	適用人羣
< 6.0%	• 新診斷、年輕、無併發症及伴發疾病，降糖治療無低血糖和體重增加等不良反應者 • 毋須降糖藥物干預者 • 糖尿病合併妊娠，妊娠期新發現的糖尿病
< 6.5%	• 65 歲以下無糖尿病併發症和嚴重伴發疾病 • 計劃懷孕的糖尿病患者

< 7.0%	• 65 歲以下口服降糖藥物不能達標，而合用或改用胰島素治療 • 65 歲以上，無低血糖風險，臟器功能良好，預期生存期 15 年以上 • 接受胰島素治療的、計劃懷孕的糖尿病患者
≤ 7.5%	• 已有心血管疾病或心血管疾病極高危
< 8.0%	• 65 歲以上，預期生存期 5~15 年
< 9.0%	• 65 歲以上或惡性腫瘤預期生存期少於 5 年 • 低血糖高危人羣 • 執行治療方案困難者如精神、智力或視力障礙等 • 醫療等條件過差

資料參考：
中華醫學會內分泌學分會，〈中國成人二型糖尿病 HbA1C 控制目標的專家共識〉《中華內分泌代謝雜誌》，2011 年，27 (5)，頁 371~374。

治療的六種措施

飲食控制、合理運動及藥物治療是糖尿病治療的根本措施，三者需要合理加以應用，對任何一種療法的過度強調，忽視其他治療方法都是不恰當的。

有學者把糖尿病的自我檢測、糖尿病的教育都列入糖尿病的治療措施，並稱為治療糖尿病的“五套馬車”。 蔣國彥教授在 1992 年出版的著作[7] 中提出了防治糖尿病的五種療法和措施，包括：精神心理療法、飲食療法、體育療法、藥物療法及糖尿病患者的教育。並將上述療法畫成一輛由五匹馬拉着的古車圖。目前提出的治療糖尿病的“五套馬車”主要是指教育和心理、飲食療法、體育療法、藥物療法及病情監測。[8]

強調糖尿病教育對於更好地治療糖尿病無疑是十分重要的，但是，任何一種慢性疾病都需要適時檢測及了解疾病預防、診治知識，這是疾病管理的一個重要環節。其目的在於通過教育，使患者充分認識如何正確防治疾病。對於糖尿病患者，適當教育能提高糖尿病患者的依從性，更好地將血糖控制在合理的範圍。

但是，教育本身並不是治療，而是為更好地治療的一項措施；對於一些認知能力不足、自理能力差或病臥在床的患者來說，單純的健康教育是沒有意義的。而更多的是接受了教育而始終不行動的、依從性差的人來說，教育也顯得蒼白無力。臨床上曾見不少患者有關糖尿病的知識並不缺少，甚至滿腹經綸，但是在控制飲食、合理用藥等方面卻一塌糊塗。因此，筆者更傾向於將糖尿病教育，改為糖尿病的健康管理，“做”比“知”更重要。

老子云：“上士聞道勤而行之；中士聞道若存若亡；下士聞道大笑之；不笑不足以為道。”教育是讓人“聞道”的途徑，而對於糖尿病的防治關鍵在於“行之”，即行動，沒有行動的教育是沒有意義的！糖尿病健康管理則包括了“聞道”和“行之”的過程。因此，筆者強調的是包涵了教育措施的具體管理實施。

飲食控制主要是控制總熱量，要求進食低脂肪、適量的碳水化合物和蛋白質，高纖維膳食等的均衡飲食方案，以及必要的藥物治療，包括口服降糖藥，如磺脲類、雙胍類阿卡波糖等，以及胰島素和中藥。筆者將中醫藥治療單列開了，把糖尿病的治療歸納為“六套馬車”，其中中醫治療包括了中藥治療和針灸等多種治療措施，它們包括：

- 飲食療法
- 運動療法
- 藥物療法
- 心理療法
- 中醫療法
- 健康管理與監測

醫案

何時需要進行藥物治療？

患者男性，中年，體檢發現血糖升高，但只是輕度升高，兩次不同時間檢查空腹血糖分別為 7.3mmol/L 和 7.8mmol/L。公立醫院醫生認為未達到服藥治療，建議通過飲食控制和加強運動來控制血糖，而私立醫院醫生認為已經達到治療藥物，建議服用治療。患者諮詢何時需要治療，目前能做甚麼？今後又要幹些甚麼？

【評述】這是一個有關糖尿病何時開始藥物治療的例子。患者在兩次不同時間檢查空腹血糖均高於 7.0mmol/L，可以確診為糖尿病。患者為成人發病，無其他表現，屬於二型糖尿病。目前血糖值不算太高，還沒有進行飲食控制和運動療法，因此可先進行飲食控制、加強運動，並進行觀察，一般每 1~3 個月檢查 1 次空腹血糖，可建議適時進行糖化血紅蛋白、餐後血糖等檢測。另外需檢查血脂、血壓、眼底檢查以明確糖尿病的併發症與合併症情況等。再根據檢查結果進行調整治療方案。

知多一點點

一型糖尿病治療後的蜜月現象

糖尿病蜜月期是指一型糖尿病，尤其是少年兒童患者在發病早期並接受胰島素充分治療數周或數月內，某些患者進入典型的臨床緩解期。在這段時間內，患者胰島功能部分或完全恢復，尚能維持正常糖代謝，臨床症狀明顯好轉，患者使用很小量胰島素治療，甚至完全停用胰島素，其血糖水平都能維持在接近正常或正常範圍內。病情可穩定達數周或幾月，甚至 1 年之久。因此有人稱此段時期為一型糖尿病緩解期。

緩解是暫時的，蜜月期發生的機制不是十分清楚，推測可能與患者殘存胰島功能自發恢復有關。

圖 3.1　糖尿病的治療流程

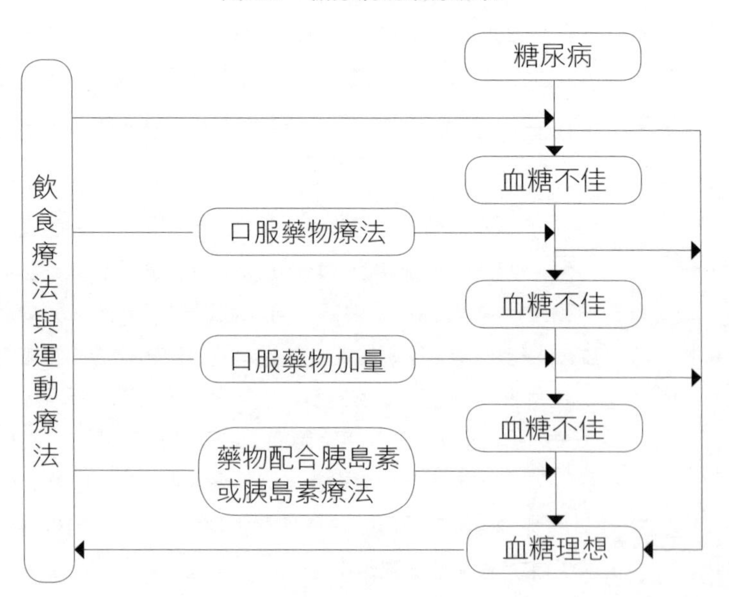

中醫治療

中醫治療糖尿病，應該儘量早期介入，中醫藥在改善糖尿病症狀、協助降低血糖減少西藥的劑量、消除或減輕西藥不良反應，及預防和治療早期慢性併發症等方面均有一定的效果。

在服用降糖藥或使用胰島素時，加服中藥有助於降血糖；減輕自覺症狀，如乏力、腰痛、心悸、失眠、耳鳴，肢冷等症狀。服用中藥後可明顯減輕、減少糖尿病視網膜病變、糖尿病神經病變、糖尿病腎病及糖尿病足等併發症。[9]

內治法

1. 辨證論治

中醫治療糖尿病，傳統上一般按消渴進行辨證論治。在疾病發展的不同階段其表現的病例變化是不同的，如早期多見氣虛或氣陰虧虛，病情進一步發展可出現陰虛燥熱的表現，晚期可出現陰損及陽，或出現陰陽兩虛。

糖尿病的基本病機以陰虛為本，燥熱為標，故清熱潤燥、養陰生津為本病的治療大法。由於本病常發生血脈瘀滯及陰損及陽的病變而致各種併發症，故還應針對具體病情，及時合理地選用活血化瘀、清熱解毒、健脾益氣、滋補腎陰、溫補腎陽等治法。

對於一型糖尿病或未獲得良好控制而臨床症狀明顯的二型糖尿病，通常分為上消、中消和下消。其中上消多為肺熱傷津，中消多為胃熱熾盛，下消則分別見有腎陰虧虛及陰陽兩虛。

對於糖尿病病程較久，以及過用寒涼而致脾胃氣虛，表現口渴引飲，或飲食減少、精神不振、四肢乏力、舌淡、苔白而乾、脈弱者，此屬於氣陰兩虛、脾失健運。治宜健脾益氣、生津止渴，可用七味白朮散。方中用四君子湯健脾益氣，木香、藿香醒脾行氣散津，葛根升清生津止渴；臨床並常配合生脈散治療。

2. 辨病治療

研究表明一些中藥有一定的降糖作用，如人參、黃芪、黃精、枸杞、葛根、黃連、高山紅景天[10]及鬼箭羽[11]等。臨床常用於降糖治療的藥物還有：血竭、知母、川芎、丹參、水蛭、桑葉等。[12]另外，牛蒡子提取物有一定的降血糖作用，並對糖尿病腎病動物模型早期腎臟病理損傷有一定的保護作用。[13]

研究發現治療糖尿病中草藥中的有效成分主要有多糖、皂甙、鞣酸、黃酮和生物鹼類等活性成分，它們具有降低血糖或改善糖尿病併發症的作用。其中以多糖成分發揮作用的食材和藥物有：魔芋、麥冬、螺旋藻、銀耳、薏苡仁、海帶、牡丹皮、靈芝、細莖石斛、黃精；以生物鹼成分發揮作用的藥物有：黃連素、葫蘆巴；以皂甙成分發揮作用的有荔枝核、蒺藜、山茱萸、地黃、人參等。

黃酮類化合物主要影響胰島 β 細胞功能，作用持久而緩慢。它具有抑制醛糖還原酶，而醛糖還原酶是糖代謝中的限速酶，在糖代謝中起很重要的作用。具有黃酮類化合物成分的中藥有藤茶、黃杞，蕎麥、葛根等。[14]

針灸治療

針灸多種療法如毫針、電針、艾灸、穴位注射、針藥，結合治療二型糖尿病及糖尿病神經和血管病變引起的併發症有一定療效，既減少了藥物帶來的副反應，又可以預防血管病變引發的併發症的發生。

1. 體針療法[15]

【取穴】上消取手太陰、少陰經穴為主；中消取足陽明、太陰經穴為主；下消取足少陰、厥陰經穴為主，輔以背腧穴及經外奇穴，補瀉兼施

【處方】上消——少府、心腧、太淵、肺腧、胰腧

中消——內庭、三陰交、脾腧、胃腧、胰腧

下消——太溪、太沖、肝腧、腎腧、胰腧

【隨症選穴】口乾舌燥加廉泉、承漿；嘈雜善饑加中脘、內關；視物模糊加光明；頭暈加上星；陽虛灸命門

2. 腹針療法

腹針療法為著名針灸學家薄智雲教授始創，可用於糖尿病的治療。[16]

【取穴】主穴：引氣歸元，中脘、下脘、氣海、關元

輔穴：商曲（雙）、氣穴（雙）、腹四關（滑肉門、外陵，共四穴組成）、上風濕點（雙）

可是，不是所有糖尿病患者都適合針灸治療，在一些特殊情況下進行針灸治療需要慎重。《備急千金要方・卷二十一》寫道："凡消渴病經百日以上者，不得灸刺，灸刺則於瘡上漏膿水不歇，遂致癰疽，羸瘦而死。"這裏主要是指熱症不宜灸法，但對於虛寒型的消渴，灸當適宜。在下列情況下一般不宜針刺：

• 糖尿病急性代謝紊亂，如糖尿病酮症酸中毒或糖尿病高滲昏迷時不宜針灸

• 糖尿病合併有皮膚感染、皮膚潰瘍者不宜針灸

醫案

益氣養陰、健脾化濕清熱、滋腎法治療消渴、尿濁

患者男性，58 歲。2011 年 5 月 9 日首診。過往消渴病史 10 餘年，2 年前開始出現蛋白尿、高血壓。平時服用降壓藥、降糖藥等。多次調整增加降壓及降糖藥，但血糖與血壓均始終偏高。血糖多數在 8mmol/L 以上，血壓常波動在 139/ 89mmHg 以上；尿蛋白 ++~+++。患者長期以來受口氣臭而十分困擾，口乾口苦，小便混濁，尿臭味大，排尿後常有感覺小便痛，有時痛引睪丸，大便偏乾，倦怠乏力。舌淡暗，苔黃膩，脈沉滑。過往有右肢體麻痹、前列腺增生、膽固醇升高等病史。

【診斷】消渴，尿濁

【辨證】氣陰兩虛，濕熱內阻

【治法】益氣，滋養腎陰，清熱利濕，通絡

【處方】參苓白朮散合二至丸加減

太子參 18 克，茯苓 15 克，白朮 10 克，土茯苓 25 克，薏苡仁 30 克，蘆根 20 克，墨旱蓮 10 克，女貞子 10 克，車前子 10 克，威靈仙 10 克，豨薟草 20 克，益智子 20 克，金錢草 30 克，法半夏 10 克。每日 1 劑，翻煎，日 2 服。

【二診】2011 年 5 月 16 日。服用上藥後，感覺睾丸疼痛及尿痛明顯減輕，口氣大情況基本消失，無明顯口苦。其餘無特殊改變。處方：上方加鬼箭羽 30 克，鈎藤（後下)30 克。每日 1 劑

此後根據患者臨床症狀變化進行調整，但不離化濕清熱、健脾為主。

【五診】2011 年 7 月 4 日。患者長期困擾的口氣大、口苦等症狀消失，右上肢亦無疼痛；排尿無不適，體力改善。血糖一般穩定在 6.4 mmol/L 左右，血壓穩定在 130/74mmHg 左右，尿蛋白減少為 +~++，繼續以上方為基本方，並加杜仲、五加皮、山茱萸加強補腎

【評述】患者有長期糖尿病病史，目前小便出現蛋白尿，屬於中醫消渴和尿濁範疇。在辨證方面，患者倦怠乏力、舌淡屬於氣虛；口乾、大便乾結，舌苔黃膩則屬於濕熱傷陰之證。尿濁之患，病位在腎，其陰虛以腎陰虧虛為主。故治以益氣、滋養腎陰治其本，化濕清熱治其標。效見濕熱去而血糖、血壓及蛋白尿也隨之改善

西藥治療

強化治療的概念

糖尿病強化治療廣義和狹義上的概念有所區別。一般説來，狹義的糖尿病強化治療是指強化控制血糖，即通過治療使患者的血糖降到某一理想的目標值，最大程度地預防和延緩糖尿病慢性併發症的發生和發展，這是糖尿病治療的重要內容。

隨着對糖尿病認識的不斷加深，人們意識到，很多危險因素如血壓、血脂等都與其慢性併發症密切相關。因此，廣義上的強化治療是指對糖尿病及其併發症的危險因素，進行全面有效的干預，並達到預定的目標，如控制血糖、血壓，調節血脂，戒煙，降低體重，改變生活方式和行為習慣等。儘管在概念上兩者有所區別，但本質卻是一致的，即預防和延緩糖尿病慢性併發症的發生和發展。

口服藥物分類及作用機制

一般來説，經過飲食控制、運動及減肥等措施治療三個月以上，血糖仍未達標者，應該及時給予藥物配合治療。各種降血糖藥物或治療方案之間的差別在於降血糖的效果，但它們對併發症的影響尚無充分證據。

在二型糖尿病治療中，選擇藥物的一個原則是根據降血糖的效果來決定，另一個原則就是根據各種藥物的降血糖外的作用來選擇，包括對體重的影響、對血脂譜的改善等。糖尿病的藥物治療多基於二型糖尿病的兩個主要病理生理改變，即胰島素抵抗和胰島素分泌受損。

口服降糖藥按不同的效果，可以分為促胰島素分泌劑和非促胰島素分泌劑。促胰島素分泌劑包括：磺脲類、格列奈類、二肽基肽酶 -4 抑制劑（DPP-4 抑制劑）。非促胰島素分泌劑包括：雙胍類、噻唑烷二酮類藥物（TZDs）、 α - 糖苷酶抑制劑。

常用口服降糖藥物 [17]

磺脲類

磺脲類（Sulfonylurea）藥物是常用的降糖藥物，其作用機制是直接刺激胰島素分泌。常見的副作用有低血糖、增加體重、引起消化道反應、功能損害、引起過敏反應、抑制骨髓造血功能等。

表 3.5　常用磺脲類藥物

藥物名稱	英文名稱	每片劑量	每日劑量範圍
格列本脲（優降糖）	Glibenclamide	2.5mg	2.5~15mg
格列吡嗪控釋片（瑞易寧）	Glipizide	5mg	2.5~30mg 每日 1 次
格列齊特（達美康）	Gliclazide	40mg/80mg	40~320mg
格列齊特（達美康緩釋片）	Gliclazide-MR	30mg	30~120mg

格列喹酮（糖適平）	Gliquidone	30mg	30~180mg
格列美脲（亞莫利）	Glimepiride	1mg/2mg	1~8mg 早餐前，每日 1 次

註：

磺脲類藥物臨床應用一般需要注意：

1. 一般於餐前 15~30 分鐘服用；
2. 兩種磺脲類不可同用，不可與格列奈類藥物同用；
3. 餐後血糖升高慢者應該使用短效制劑，而空腹血糖升高明顯者則以緩釋片為主；
4. 年齡 70 歲以上或有肝腎損害者不可用優降糖，以防藥物蓄積導致低血糖；
5. 格列吡嗪對大多數患者，包括老年人都可應用，但對胃腸功能紊亂嚴重者不宜；
6. 格列齊特最適合老年糖尿病患者使用，且有心血管合併及高黏血症者；
7. 格列喹酮可用於腎功能不全者，但腎小球濾過率小於 30ml/min 的人士慎用。

格列奈類

格列奈類（Glinides）藥物降糖的機制也是直接刺激胰島素分泌。

表 3.6　常用格列奈類藥物

藥物名稱	英文名稱	每片劑量	每日劑量範圍
那格列奈（糖力）	Nateglinide	120mg	120~360mg
瑞格列奈（諾和龍）	Repaglinide	0.5mg/1mg/2mg	1~16mg

註：

臨床注意事項：

1. 三餐前服；
2. 常見副作用有胃腸道不適、肝酶升高、短暫視力障礙、皮膚過敏等；

3. 為非磺脲類促胰島素分泌；
4. 磺脲類治療無效者可改用格列奈類；
5. 酮症酸中毒、嚴重肝腎功能不全者及妊娠哺乳婦女、8 歲以下兒童等均嚴禁服食。

雙胍類

雙胍類（Biguanides）降糖藥可以抑制肝糖元異生，減少葡萄糖的來源，增強組織對葡萄糖的攝取和利用，增強胰島素敏感性，抑制胰高血糖素的釋放。其主要副作用會令人有納呆，噁心、嘔吐、腹瀉等消化道反應。宜避免飲酒，否則容易引致乳酸性酸中毒，肝、腎功能損害。如有轉氨酶升高或腎衰竭時避免使用。其他副作用有肌肉痛、頭昏、頭暈、出皮疹及減少維生素 B12 的吸收等。

表 3.7　常用二甲雙胍類藥物

藥物名稱	英文名稱	每片劑量	每日劑量範圍
二甲雙胍	Metformin	格華止 250mg	1~1.5g，每日 2-3 次
		美迪康 250mg	1~1.5g，每日 2-3 次
二甲雙胍緩釋片	Metformin ER	500mg	0.5~2.0g，每日 1-2 次

註：

臨床注意事項，餐中或餐後宜即時服用，以減少對胃腸道的副作用。二甲雙胍緩釋片則應於晚餐進餐時服，一般每日 1 次，必要時每日 2 次。孕婦及哺乳期婦女、10 歲以下兒童及 80 歲以上的患者一般不宜服用。

α-糖苷酶抑制劑

α-糖苷酶抑制劑（α-Glucosidase Inhibitor）的主要藥理作用為延緩碳水化合物在腸道內的消化吸收。常用於餐後血糖升高者，尤其是肥胖和老年患者。一般於進食第一口飯時同時嚼服。最常見的副作用是胃腸道反應，一般隨治療的延長，副作用可逐漸消失。如副作用較為嚴重，可適當加用胃動力藥物。腎小球濾過率小於 25ml/min 時禁用。

表 3.8　常見 α-糖苷酶抑制劑藥物

藥物名稱	英文名稱	每片劑量	每日劑量範圍
阿卡波糖（拜糖平）	Acarbose	50mg	100~300mg
伏格列波糖（倍欣）	Voglibose	0.2mg	0.2~0.6mg
米格列醇	Miglitol	25mg/50mg/100mg	100~300mg

噻唑烷二酮類

噻唑烷二酮類藥物（Thiazolidinediones, TZDs）也稱胰島素增敏劑。其主要藥理作用為改善胰島素抵抗。常見的副作用有頭痛、水腫、肌肉酸痛、喉炎、鼻竇炎、上呼吸道感染及牙齒疾病、心臟病、中風、眼睛受損、肝損害及輕中度的貧血等。二甲雙胍合用時貧血的發生率高於單用本品或與磺脲類藥物合用。可與磺脲類、雙胍類合用；與胰島素合用會增加水鈉瀦留引起心衰危險。

表 3.9　常用噻唑烷二酮類藥物

藥物名稱	英文名稱	每片劑量	每日劑量範圍
羅格列酮（文迪雅）	Rosiglitazone	2mg/4mg/8mg	4~8mg
吡格列酮（瑞彤）	Pioglitazone	15mg/30mg	15~45mg

註：

臨床注意事項：

1. 所有服用噻唑烷二酮類藥物者必須定期監測肝功能，首年每 2 個月復查肝功能，以後定期檢查，有活動性肝臟疾病及有肝損害者不宜使用；
2. 早餐前服用；
3. 對本品過敏者禁用。對妊娠和哺乳婦女、心功能不全及 65 歲以上或 18 歲以下患者均避免服用。

其他

包括胰高血糖素樣肽 -1 類似物，如艾塞那肽及二肽基肽酶 -4 抑制劑（Dipeptidyl Peptidase-4 Enzyme Inhititors），如：Sitagliptin 、Vildagliptin 等。

1. 胰高血糖素樣肽 -1 類似物（GLP-1）其作用機制是刺激分泌胰島素。常見副作用有：噁心、嘔吐、腹瀉、頭痛、不安感覺、低血糖等，嚴重腎功能不全者禁用。

2. 二肽基肽酶 -4 抑制劑通過減少體內 GLP-1 的分解而增加 GLP-1 濃度，從而促進胰島素分泌。常見副作用有：腹瀉、胃腸不適，頭痛、鼻咽炎、肝酶升高及過敏反應等。

表 3.10　其他降糖藥

藥物名稱	英文名稱	每片劑量	每日劑量範圍
艾塞那肽	Exenatide Injection	5μg 10μg	10-20μg，每日 2 次
西格列汀	Sitagliptin	100mg	100mg
維格列汀	Vildagliptin	50mg	50-100mg，每日 1 次

胰島素治療

胰島素治療的適應症

胰島素主要用於一型糖尿病患者，但二型糖尿病患者如果有以下情況，應該及時考慮使用胰島素治療：

- 有糖尿病併發症，如糖尿病眼病、糖尿病腎病等
- 肝、腎功能不全
- 妊娠期、哺乳期婦女
- 明顯消瘦
- 非酮症高滲性昏迷、乳酸性酸中毒、酮症酸中毒或反覆出現酮症
- 合併嚴重感染、創傷、急性心梗、腦血管意外、大手術等應急狀態
- 患者同時使用糖皮質激素
- 有嚴重胃腸道疾患
- 口服藥控制不佳

根據歐洲糖尿病學會（EASD）與美國糖尿病學會（ADA）提出對二型糖尿病高血糖治療的調整方案的共識，它們認為嚴重高血糖患者（定義為空腹血糖超過 13.9mmol/L，或隨機血糖超過 16.7mmol/L，或 HbA1C 水平在 10.0% 以上）或起始酮症酸中毒的患者，應該及早開始胰島素治療來控制血糖。

胰島素的分類

根據來源和化學結構的不同，胰島素可分為動物胰島素、人胰島素和胰島素類似物。根據作用特點的差異，胰島素又可分為：

- 超短效胰島素類似物，如門冬胰島素，起效時間約 10~15 分鐘，作用持續時間約 4~6 小時
- 常規胰島素，也稱短效胰島素（RI），起效時間約 10~15 分鐘，作用持續時間約 4~6 小時
- 中效胰島素（NPH），起效時間約 2.5~3 小時，作用持續時間為 13~16 小時
- 長效胰島素（PZI），包括長效胰島素類似物，起效時間約 2~4 小時，作用持續時間約 20~36 小時
- 預混胰島素，包括預混人胰島素（HI30R、HI70/30、50R）和預混胰島素類似物（如預混門冬胰島素 30 等），起效時間約 10~30 分鐘，作用持續時間約 10~24 小時

胰島素的應用

根據《中國二型糖尿病防治指南》一書指出，胰島素的應用一般包括基礎治療與強化治療。對於輕型糖尿病一般基礎治療已經足夠，但對於比較嚴重的糖尿病則需要強化，進行胰島素治療。

基礎胰島素的應用

• 基礎胰島素包括中效胰島素和長效胰島素類似物。僅使用基礎胰島素治療時，一般情況不必停用胰島素促分泌劑

• 使用方法：繼續口服降糖藥治療，聯合中效胰島素或長效胰島素類似物作睡前注射。起始劑量為 0.2U/kg · d。根據患者空腹血糖水平調整胰島素用量，通常每 3~5 天調整 1 次，根據血糖的水平每次調整 1~4U，直至空腹血糖達標

• 如 3 個月後空腹血糖控制理想但 HbA1C 不達標，應考慮調整胰島素治療方案

預混胰島素的使用

• 根據患者的血糖水平，可選擇每日 1~2 次的注射方案。使用每日 2 次注射方案時，應停用胰島素促泌劑

• 每日 1 次預混胰島素：起始的胰島素劑量一般為 0.2U/kg · d，晚餐前注射。根據空腹血糖水平調整胰島素用量，通常每 3~5 天調整 1 次，一般情況下每次調整 1~4U，直至空腹血糖達標

• 每日2次預混胰島素：起始的胰島素劑量一般為0.2~0.4U/kg · d，

按 1：1 的比例分配到早餐前和晚餐前。此後根據空腹血糖和晚餐前血糖分別調整早餐前和晚餐前的胰島素用量，每 3~5 天調整 1 次，一般每次調整的劑量為 1~4U，直到血糖達標

- 一型糖尿病在蜜月期階段，可以短期使用預混胰島素每日 2~3 次注射。預混胰島素不宜用於一型糖尿病的長期血糖控制

胰島素的強化治療

《中國二型糖尿病防治指南》指出，多次皮下注射胰島素在上述胰島素起始治療的基礎上，需要根據具體情況及時進行胰島素的劑量調整。如經過多次調整胰島素劑量後，患者的血糖水平仍未達標或出現反覆的低血糖，需進一步優化治療方案。可以採用餐時配合基礎胰島素或每日 3 次預混胰島素類似物，進行胰島素強化治療。但有些糖尿病患者即使進行強化治療，血糖仍難以控制，這可能存在胰島素抵抗現象，此現象與遺傳基因及過度肥胖等因素有關。

聯合用藥

二型糖尿病是一種進展性的疾病，在其自然病程中，胰島細胞功能隨着病程的延長而逐漸下降，胰島素抵抗的水平變化不大。因此，隨着二型糖尿病病程的進展，對外源性的血糖控制手段的依賴性逐漸增大。在臨床上常需要口服藥間的聯合或口服藥與胰島素的聯合治療。

圖 3.2　糖尿病患者聯合用藥示意圖

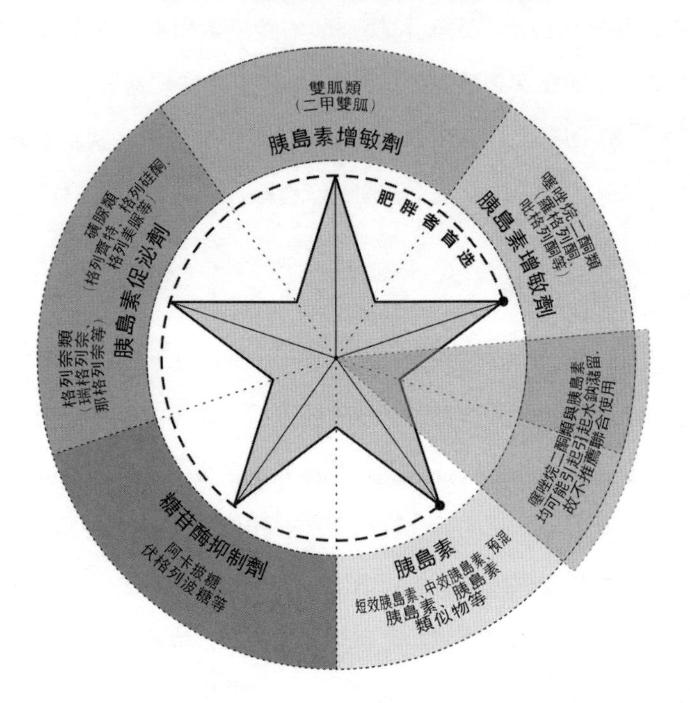

藥物治療後，血糖仍控制不佳的常見原因

藥物治療後血糖仍不理想，其原因是多方面的，必須詳細分析，並進行必要檢查，以明確原因，對症處理。以下是服藥後血糖仍控制不佳的常見原因：

1. 飲食控制不合理

2. 運動量不足

3. 應急狀態，如發熱感冒、感染、外傷、手術及心血管嚴重

疾病，如急性心肌梗塞等

4. 胰島素抵抗，如過度肥胖等，加強運動、控制飲食、減輕體重有助於提高胰島素的敏感性

5. 氣候影響如寒冷刺激可使胰島素拮抗激素，如腎上腺素等分泌增多，促進血糖升高；而夏天炎熱出汗多，如無及時補充水分，都會造成血液濃縮，而出現血糖升高

6. 不良情緒，如緊張、焦慮、興奮以及睡眠障礙

7. 藥物原因，包括：

- 用量不足

- 服用不當：如磺脲類需要餐前半小時食用，這樣藥物作用的峰值與餐後血糖峰值同步，從而使血糖控制最佳；拜糖平主要作用是延緩碳水化合物的吸收，應當與進食第一口飯同時嚼服用；短效的藥物應每日一般 3 次給藥；長效藥則每日一般只要服用一次

- 藥物失效：包括原發性失效和繼發性失效，主要是由於胰島功能逐漸衰竭。原發失效主要是指一開始藥物治療便無效，繼發性失效則是指開始治療時有效，後來沒效。因此對長期服用降糖藥物治療的糖尿病患者需要定期檢查血糖，以免萬一藥物失效導致嚴重高血糖而出現危險。對於長期有效而後來出現血糖難以控制者，在排除其他原因之後需要考慮是否為藥物失效

- 合併用藥：如糖皮質激素、噻嗪利尿藥、雌激素、甲

狀腺激素等藥的同時應用都會影響降糖藥的作用

註

[1] International Diabetes Federation, Guideline for Management of Postmeal Glucose, Information Booklet, 2007.

[2] 香港基層醫療概念模式及預防工作常規專責小組，基層醫療工作小組，食物及衛生局：《香港糖尿病參考概覽——成年糖尿病在基層醫療的護理》，2010 年，頁 24。

[3] International Diabetes Federation, Guideline for Management of Postmeal Glucose, Information Blooklet, 2007.

[4] Ceriello A, "The postprandial state and the risk of atherosclerosis", *Diabetes Care*, 1997, 23, pp6~11.

[5] 周健，賈偉平：〈2011 國際糖尿病聯盟餐後血糖管理指南解讀〉，《中國醫學前沿雜誌（電子版）》2012 年第 4 卷第 3 期，頁 75~78。

[6] The Diabetes Control and Complications Trial Research Group, *Diabetes Care*, volume 19.No 3, March 1996; Implication of the United Kingdom Prospective Diabetes Study, *Diabetes Care*, Volume 21.No 3, December 1998.

[7] 蔣國彥主編：《實用糖尿病學》（北京：人民衛生出版社，1992 年 9 月第 1 版）。

[8] 向紅丁，劉志明，李廣智主編：《糖尿病》（北京：中國醫藥科技出版社，2011 年 9 月第 2 版），頁 197~204。

[9] 王姮：《糖尿病保健指南》（海口：海南出版公司，1991 年 4 月第 1 版），頁 134。

[10] 黃蕾，陸雄：〈中藥治療糖尿病藥理學研究進展〉，《上海醫藥》，2010 年，31（3），頁 130~132。

[11] 陳志遠，王興：〈中藥鬼箭羽降血糖研究進展〉，《成都醫學院學報》，2012 年，7(3)，頁 501~502。

[12] 孫津舒：〈中藥治療糖尿病的研究近況〉，《中國城鄉企業衛生》，2009 年，130（2），頁 104~105。

[13] 鄭曦孜，伍彬：〈牛蒡子防治糖尿病的研究進展〉，《中國藥業》，2010 年第 19 卷第 12 期，頁 82~83。

[14] 張中朝，粟華，高蕾：〈中草藥治療糖尿病有效成分研究進展〉，《河北中醫》，2009 年，31(7)，頁 1102~1105。

[15] 楊長森主編：《針灸治療學》(上海：上海科學技術出版社，1985 年 5 月第 1 版)，頁 60~61。

[16] 薄智雲主編：《腹針無痛治療百病》(北京：科學普及出版社，2006 年 11 月第 1 版)，頁 251~252。

[17] 中華醫學會糖尿病學分會：《中國二型糖尿病防治指南》(北京：北京大學醫學出版社，2011 年 9 月第 1 版)，頁 62，附錄 2：常用降糖藥；MIMS Annual Hong Kong 23rd 2012-2013；張力輝，王綿，殷立新：《糖尿病及其併發症的臨床用藥》(北京：人民衛生出版社，2010 年 5 月第 1 版)，頁 73~101。

四、糖尿病急性併發症

如果糖尿病沒有得到合理控制和治療，或在疾病的過程中遇到一些特殊原因，均可能引起一些急性併發症，如低血糖症、糖尿病酮症酸中毒、糖尿病高滲性非酮症昏迷、乳酸性酸中毒等。

糖尿病低血糖症

低血糖是由多種原因引起的血糖濃度過低狀態，血糖降低並出現相應的徵狀及體徵時，稱為低血糖症。根據美國糖尿病學會、加拿大糖尿病學會和歐洲藥品管理局定出的有關低血糖最新診斷標準：對於糖尿病患者，如果血糖低於或等於 3.9mmol/L，即可診斷低血糖。[1] 急性低血糖症在臨床上有特徵性表現，如出現低血糖徵狀、檢查發現血糖降低及經過補糖後徵狀迅速緩解。

表 4.1　低血糖高危險人羣

低血糖高危險人羣
• 糖尿病病程超過 15 年或以上
• 低血糖病史

- 嚴重併發病，如肝、腎功能不全
- 全天血糖波動較大，並反覆出現低血糖徵狀
- 胃腸功能差，飲食量少
- 很難設定其 HbA1C 目標值

低血糖的原因

降糖藥物使用不當導致低血糖，在臨床上頗為多見，甚至有學者認為低血糖症在大多數情況下是由醫生的治療引起，與患者不合理使用口服降血糖藥和胰島素密切相關。[2] 例如：

- 在使用降糖藥，如注射胰島素或口服降糖藥時，患者不進食、進食很少或推遲進餐等
- 降糖藥物過量或增加劑量前後，沒有及時測量血糖，胰島素過量引起低血糖
- 患者病情好轉時，醫生未有及時減少胰島素用量，或患者注射混合胰島素時，長效胰島素與短效胰島素比例不當
- 靜脈滴注正規胰島素過程中，由於用量過大或滴注過快導致低血糖昏迷

表 4.2　糖尿病患者低血糖的危險因素[3]

分類	特點
傳統危險因素	• 藥物胰島素或胰島素促分泌劑過量、給藥時間不當或劑型錯誤
	• 未正常進食，隔夜禁食等造成外源性葡萄糖攝入減少或延遲
	• 大量飲酒等造成內源性葡萄糖生成下降
	• 過大運動量促進葡萄糖利用增加
	• 減重、運動量增加後，致胰島素敏感性增高
	• 腎功能衰竭等原因致腎對胰島素的清除能力降低
	• 胰島素治療可顯著增加低血糖發生的風險
	• 使用磺脲類藥物
	• 過度的降糖治療
	• 睡眠時間過長
對抗低血糖的防衛機制減弱的危險因素	• 缺乏內源性胰島素
	• 嚴重低血糖發作及不能察覺低血糖發作的病史
	• 近來在運動或睡眠後發生過低血糖
	• 降糖治療過於激進，如 HbA1C 設定過低、設定的血糖控制目標較低或血糖下降過快
	• 垂體、腎上腺皮質功能減退

醫案

糖尿病腎病自發性低血糖

患者男性，56 歲。過往糖尿病史 20 多年，長期血糖控制不理想。3 年來開始反覆出現雙下肢水腫，經過西醫治療水腫能消除，但時常反覆。平時十分倦怠、面色差，小便泡沫增多。最近半年來檢查血糖常在正常範圍。患者頗為高興，認為血糖終於正常了。一個月來時常出現心悸、冷汗、四肢冰涼，而且胃口變差。數日前早上忽然大汗淋漓、胸悶心慌，服用糖水後才緩解，遂到醫院檢查，提示腎功能下降只剩餘一成半左右。

【評述】此例為長期糖尿病血糖控制不太理想，當患者出現水腫、尿有泡沫時，估計已經出現糖尿病腎臟併發症了。當患者無其他原因卻出現血糖容易控制，甚至反覆出現低血糖症時，需考慮到糖尿病出現了腎衰的可能，應及時進行檢查，及時調整治療方案，以免貽誤病情。

當腎功能衰竭時，胰島素經腎臟滅活減少，其半衰期延長，造成胰島素在體內積蓄而可能發生低血糖症。

低血糖的臨床分級與徵狀

低血糖臨床最常見的徵狀有心慌、出汗、飢餓感、反應遲鈍、嗜睡、意識模糊、手震等。有的患者夜間出現心慌、汗出或做惡夢，第二天晨起頭痛、感覺沒睡好、乏力等徵狀，則有可能為夜間發生低血糖。

一般來說低血糖徵狀的嚴重性與血糖濃度的降低值有一定關係，個別嚴重血糖降低卻不出現心慌、倦怠、出汗等徵狀，直到血糖進一步降低至昏迷。這種情況屬於無徵狀性低血糖，也稱為無感知性低血糖，臨床上最為危險。

表 4.3 低血糖臨床分級與徵狀[4]

程度	血糖濃度	臨床徵狀	處理
輕度	<3.9	打哈欠、飢餓感、出汗、心悸、反應遲鈍等，可自行緩解	自行處理
中度		心悸、出汗、飢餓感明顯、有時可發生手抖、定向力下降、吐詞不清、困倦、乏力、噁心、焦慮、頭暈、頭痛、遲鈍、脈率增快、面色蒼白、視物不清、重影	自行處理
重度	<2.8	行為異常、意識障礙甚至散失、胡言亂語、昏迷。持續時間長，如超過 6 小時，且徵狀嚴重的低血糖可導致中樞神經系統損害，甚至不可逆轉。部分患者在多次低血糖症發作後會出現無警覺性低血糖症，患者無心慌、出汗、視物模糊、饑餓、無力等先兆，直接進入昏迷狀態，甚至死亡	他人協助或入院處理

鑒別診斷

低血糖所出現的徵狀並無特異，尤其是出現意識障礙、昏迷、偏癱時，需要與急性腦血管病等疾病相鑒別；對於一些特別消瘦、降糖藥物劑量很小，無明顯低血糖誘因卻反覆出現低血糖者，則需特別警惕是否併發一些腫瘤，如小細胞肺癌、肝癌等異位分泌胰島素樣物而導致低血糖。

低血糖的危害

低血糖造成的危害是多方面的，有的是即時的危害，包括昏迷甚至死亡的危險；而反覆的低血糖則造成慢性危害，令各種慢性併發症增多，生活質量下降。

表 4.4　低血糖的危害

• 危害的蓄積——神經內分泌失調
• 低血糖使心肌梗死患者死亡率增加
• 低血糖時發生急性冠脈綜合症多於高血糖
• 低血糖是導致心血管及神經系統損害的機制，低血糖是糖尿病心血管預後的主要危險因素之一
• 低血糖可帶來的負面情緒，進一步加重自主神經衰竭 - 對低血糖的恐懼 - 應激和焦慮 - 低血糖影響糖尿病患者生活中的各個方面：包括工作、駕駛、旅行等等
• 低血糖是血糖控制無法達標的首要原因
• 反覆的低血糖將導致高血糖狀態，從而增加糖尿病併發症風險，最終降低患者的生活質量，並導致醫療花費增加

表 4.5　防治低血糖的原則

• 早期干預： 如定期檢查血糖或自我監測血糖，及時發現無徵狀性低血糖
• 飲食控制及運動要恰當，不可過度

• 避免不適當的聯合用藥
• 警惕低血糖再發生： 曾發生低血糖需查找病因，調整方案，尤其警惕無徵狀性低血糖
• 制定個人化的糖尿病治療方案

低血糖的治療

如果患者神志清醒，可以吞嚥，推薦在可能情況下進食含碳水化合物的食物，如：口服 15~20 克葡萄糖，最理想是給予葡萄糖片，其次如果汁、碳酸飲品、牛奶、糖果、其他點心或進餐，臨床徵狀一般在 15 分鐘左右多能獲緩解。

若 15 分鐘後徵狀未緩解，或血糖結果仍顯示低血糖，應使用口服糖果。血糖結果一旦正常，則應適當加餐，以防低血糖再度發生。對於有未察覺低血糖或嚴重低血糖發作一次以上者，則應當放寬血糖控制指標，以降低未來再次發生低血糖的風險。

表 4.6　相當於 15 克葡萄糖的碳水化合物食品

• 2 ~5 塊葡萄糖片
• 10 塊水果糖
• 兩大塊方糖
• 150~200 毫升新鮮果汁、可樂

- 一杯脱脂牛奶
- 一大勺蜂蜜或玉米汁

如果患者不能安全進食，必須靜脈給糖或藥糾正低血糖。比較嚴重的低血糖或有低血糖昏迷者，往往需要入院治療。一般可考慮可使用胰高血糖素或激素治療。以胰高糖素在皮下肌肉或靜脈注射，由於其發揮作用的時間較短，且會再次出現低血糖，因此在注射後仍要補充葡萄糖或進食。

長效磺脲類藥物導致的低血糖症往往持久，給予葡萄糖並在患者意識恢復後，有可能再次陷入昏迷，需連續觀察 3 天，以保證患者完全脫離危險期。而激素主要是用於低血糖昏迷患者，目的是減輕腦細胞的損害。一般主張在昏迷 5~12 小時的患者應及時使用。[5]

低血糖的預防

個體化的治療方案與及時檢測血糖是預防低血糖症的關鍵因素。患者應充分了解糖尿病及其併發症，一旦有緊急情況可以及時根據具體情況自我救助。另在對於易發生低血糖者注意避免發生次生危害，尤其是比較嚴重的低血糖患者千萬不可開車、登高等，否則可能產生更大的危險。

醫案

反覆出現低血糖者應及時調整降糖藥

患者女性，60 歲，患有糖尿病 15 年，近 2 個月經常發生低血糖現象。但未到覆診日期，又不想到私家醫院就診，在等候公立醫院排期時，就診中醫。

患者就診時，囑患者如有低血糖現象，尤其是在胃口不好、進食量少或有拉肚子等情況下，要減少胰島素用量，或減或停口服降糖藥。但患者以嚴格遵守醫囑為理由，不敢擅自減停降糖藥。直到有一天患者出現昏迷，被送入急診，搶救後，撿回性命之後才意識到在某些特殊情況下，第一時間調整藥物用量的重要性。

【評述】患者嚴格遵守醫生囑咐服藥是合理的，需要鼓勵。但出色的醫生並非要求患者一成不變地服藥，而是重視患者如何合理地用藥。

低血糖除了與疾病進展有關之外，很多情況下為藥物使用不當所導致。由於疾病本身不斷變化，用藥需要及時調整，對於血糖穩定的患者，使用一種或幾種藥物在一定時期內一般無需調整。但如遇病情變化，尤其是血糖波動時則要及時調整降糖藥。

如患者進食量少，或有腹瀉，尤其是在腎功能減退的情況下，不及時減少藥物用量則有導致嚴重低血糖的危險。當然藥物的增減原則上需要專業人士指導下進行。

預防低血糖的具體措施

• 初用各種降糖藥時要從小劑量開始，然後根據血糖水平逐步調整藥物劑量。使用降糖藥物不可過量

• 受降糖治療的糖尿病患者，當血糖濃度驟降或低於3.9mmol/L，應及時調整治療方案，密切預防發生低血糖的可能

• 對反覆發生低血糖的患者，應考慮各種引發低血糖的危險因素。對於發生無感知低血糖症的患者，應該放寬血糖控制目標，避免再次發生低血糖

• 老年患者血糖不宜控制太嚴，空腹血糖不超過7.8mmol/L，餐後血糖不超過 11.1mmol/L 即可

• 患者應熟悉低血糖的症狀以及自我處理低血糖症的方法。糖尿病患者家屬及照顧人員要充分了解患者使用的降糖藥，監督患者不誤用或過量使用降糖藥物

• 二型糖尿病作強化治療時容易出現低血糖，為了防止低血糖，患者要在每餐前、後測定血糖，空腹血糖控制在4.4~6.7mmol/L 為宜，晚睡前血糖 5.6~7.8mmol/L，凌晨 3 時血糖不低於 4mmol/L

• 如果胃口不好、腹瀉及出現腎功能衰竭等情況，降糖藥物需即時調整劑量

• 外出時隨身攜帶一些糖果，並隨身攜帶糖尿病患者卡，萬一發生低血糖昏迷時能及時得到他人幫助

糖尿病患者卡

鑒於糖尿病患者經常有可能出現低血糖現象，有時出現嚴重的低血糖則十分危險。可是，糖尿病患者有時卻喜歡隱瞞自己的病史，這更是潛在的危險。因此建議糖尿病患者，尤其是出現了各種併發症，特別是曾出現過低血糖者，要隨身攜帶一張糖尿病患者卡。目前尚未發現有比較完善的中文版糖尿病患者卡，估計也不可能有固定的格式，以下設計的中文格式可供參考。

中文版糖尿病患者卡

正面	背面
• 本人姓名： • 電話： • 所患疾病：糖尿病 • 使用藥物： • 家屬姓名： • 電話： • 地址：	説明： • 如果發現我顫抖、面色蒼白、出冷汗、神志不清或行為怪異，我可能是低血糖反應。 • 如果我能吞嚥，請給我一杯糖水、果汁或其他含糖分的飲料，或幾塊餅乾、糖果等食品。 • 如果我在 15 分鐘內尚未恢復，請送我到醫院並通知我的家人。 • 如果我不能吞嚥或昏迷，切勿向我餵食，請立刻送我到醫院及通知我的家人。謝謝！

英文版糖尿病患者卡

如到海外，則可參考如下的糖尿病患者卡。[6] 但原設計卡沒有患者及家屬姓名和聯繫電話等重要信息，因此予以補充如下。

正面	背面
DIABETIC DATA BOOK **I AM A DIABETIC** Name: Tel: If I am found **UNCONSCIOUS** send me **IMMEDIATELY** to a hospital	**IF I AM BEHAVING ABNORMALLY** My condition is probably **HYPOGLYCEMIA** a result of the overaction of my mediations. Including insulin. **GIVE ME SUGAR** In some form, orange juice, Coca-cola or something similar to drink. I should improve within 15 minutes.

知多一點點

清晨空腹血糖升高——蘇木傑現象

表現為夜間低血糖，早餐前高血糖，稱為蘇木傑現象（Somogyi Effect）。主要是由於口服降糖藥或胰島素使用過量，而導致夜間低血糖反應，機體為了自身保護，通過負反饋調節機制，使胰升糖素、生長激素皮質醇等分泌增加，血糖出現反跳性升高。

患者經常在晨起感覺頭痛、噁心，胰島素用量加大後，早餐前高血糖反而得不到控制。若凌晨 3 時血糖小於 6.1 mmol/L，同時早餐前空腹血糖大於 8 mmol/L，就可斷定為蘇木傑現象。

有蘇木傑現象者應減少晚餐前的降糖藥或胰島素劑量，睡前尿糖陰性或血糖接近正常水平者，可增加睡前小吃，防止前半夜的低血糖發生。注意睡前加餐為晚餐的分餐，要包括在每日飲食總熱量的計算中。

知多一點點

黎明現象——清晨高血糖的另一原因

夜間血糖控制得很好，沒有出現低血糖，但在清晨一段時間內，通常是凌晨3時至早餐前血糖很高，這種情況稱為黎明現象。主要原因是機體胰島素分泌不足，皮質醇、生長激素、腎上腺素等拮抗胰島素作用的激素分泌增多，在兩種綜合因素共同作用下，導致血糖不能被充分利用而出現高血糖，若凌晨3時血糖大於6.1mmol/L，同時早餐前空腹血糖大於8mmol/L，就可斷定為黎明現象。

有黎明現象者可在白天口服降糖藥的基礎上，睡前加用皮下注射中效胰島素，以控制清晨高血糖。注意，注射前需要加睡前小吃，如喝半杯牛奶和吃兩片餅乾，以避免注射胰島素後的低血糖發生。

高血糖危象

糖尿病患者如同時存在糖尿病酮症酸中毒和糖尿病高滲性非酮症昏迷，兩者合稱糖尿病"高血糖危象"。其共同特點是絕對或相對低胰島素血症，不同之處僅僅在於脫水、酮症和酸中毒等嚴重程度的區別。

表 4.7 糖尿病酮症酸中毒和糖尿病高滲性非酮症昏迷的臨床簡單比較

類別	糖尿病酮症酸中毒	糖尿病高滲性非酮症昏迷
誘因	感染、胰島素治療中斷或不適當減量，飲食不當，如暴飲暴食、過度飢餓、酗酒、喝大量含糖飲料等，創傷、手術、妊娠和分娩，精神刺激，胃腸道疾患，如嘔吐、腹瀉等	外傷、手術等應急，感染、缺水、高糖攝入和輸入靜脈補液、大量使用糖皮質激素、利尿藥等藥及腎功衰竭等
臨床表現	• 食慾減退、噁心、嘔吐等胃腸道徵狀明顯 • 呼吸深快、口中有爛蘋果味 • 皮膚彈性差、眼球凹陷、脈細速、血壓下降、尿量減少及神志改變，如嗜睡、煩躁、昏迷等	• 多尿、多飲，但多食不明顯 • 嚴重失水唇舌乾裂，血壓下降、心率加快、少數患者休克，少尿或無尿 • 嗜睡、幻覺、昏迷等
實驗檢查	尿糖、尿酮體陽性，血糖嚴重升高，多數達 20mmol/L 以上，血酮體升高，並有酸中毒表現	血糖常升高至 30mmol/L 以上
防治	把血糖控制在合理範圍，避免感染等誘因；治療併發症、及時對昏迷病人的護理及各種對症治療	

乳酸性酸中毒

各種原因引起血乳酸水平升高、血 pH 值下降的酸中毒稱為乳酸性酸中毒，在糖尿病的基礎上所發生的乳酸性酸中毒，被稱為糖尿病乳酸性酸中毒。

糖尿病乳酸性酸中毒是糖尿病的急性重症併發症，是糖尿病患者一種較少見的嚴重併發症之一，常由於大量雙胍類降糖藥物的應用，血糖控制不佳，以及感染，尤其是在肝、腎功能受損等情況下發生。一旦發生預後差，死亡率高達 50% 以上。[7]

誘因

- 缺氧、休克、藥物中毒及肝腎功能受損等均可引起乳酸生成過多或清除不足，從而誘發本病的發生
- 不適當地使用雙胍類降糖藥物
- 其他重要臟器的疾病：肝、腎等
- 其他如酗酒、一氧化碳中毒、水楊酸鹽類、乳糖過量等糖代謝障礙
- 糖尿病患者發生急性併發症時，可造成乳酸堆積，誘發酸中毒
- 糖尿病患者存在慢性併發症時，造成組織器官缺氧，可引起乳酸生成增加；此外，肝腎功能障礙又可影響乳酸的代謝、轉化和排泄，進而導致乳酸性酸中毒。

診斷要點

- 糖尿病患者多數血糖不甚高
- 沒有顯著的酮症酸中毒

- 代謝性酸中毒
  - — pH<7.35
  - — 陰離子間隙 >18mmol/L
  - — HCO3<20mmol/L
  - — 血乳酸水平顯著升高，≥5mmol/L

治療

給予補液擴容、補堿糾酸、補充胰島素、監測血 pH 、乳酸和電解質及去除誘因、控制感染、給氧、糾正休克、停用可能引起乳酸中毒的藥物等措施。

必要時可以進行血液淨化療法治療。研究表明血液透析、血液透析濾過和持續性靜脈血液濾過對乳酸酸中毒均有明確的療效，血液淨化治療乳酸性酸中毒優於一般治療方法。[8] 必須認識到，糖尿病乳酸性酸中毒是一種嚴重疾病，一旦發生其預後極差，特別是老年人併發有心、腦、腎血管病變者，易發展為休克，甚至發生多器官功能衰竭而導致死亡，因此臨床應重在預防。

- 嚴格掌握雙胍類藥物的適應症，長期使用雙胍類藥物者要定期檢查肝、腎、心肺功能，如有不適應及時停藥
- 積極治療各種可誘發乳酸性酸中毒的疾病

註

1 Amiel SA, Dixon T, Mann R, et al., Hypoglycaemia in type 2 diabetes, *Diabet Med*, 2008, 25, pp245~254.

2 卞廣興編譯：〈藥源性低血糖〉，《國外醫學藥學分冊》，2005 年，32(3)，頁 206。

3 中華醫學會內分泌學分會：〈中國糖尿病患者低血糖管理的專家共識〉，《中華內分泌代謝雜誌》，2012 年，28(8)，頁 619~623。

[4] Cryer PE, Axelrod L, Grossman AB, et al., "Evaluation and management of adult hypoglycemic disorders: an Endocrine Society Clinical Practice Guideline", *J Clin Endocrinol Metab*, 2009,94, pp709~728.

[5] 汪耀，王瑞萍：〈糖尿病與低血糖〉，載於遲家敏主編，《實用糖尿病學》(北京：人民衛生出版社，2010 年 3 月第 3 版)，頁 358~365。

[6] 唐澤肇編著，李欣霈譯，《糖尿病的居家療法》(上海：世界圖書出版公司，2004 年 7 月第 1 版)，頁 198。

[7] 葉山東：《臨床糖尿病學》(合肥：安徽科學技術出版社，2009 年)，頁 155~160。

[8] Panzer U, Kluge S, Kreymann G, et al.,"Combination of intermittent haemodialysis and high-volume continuous haemofiltration for the treatment of severe metformin - induced lactic acidosis", *Nephrol Dial Transplant*, 2004, 19(8), p2157.

五、糖尿病慢性併發症與合併症

併發症主要指與原發病有因果關係的繼發性疾病；而合併症則與原發病無明確的因果關係，但臨床上常常相伴出現的疾病。

圖 5.1　糖尿病常見慢性併發症及合併症簡圖

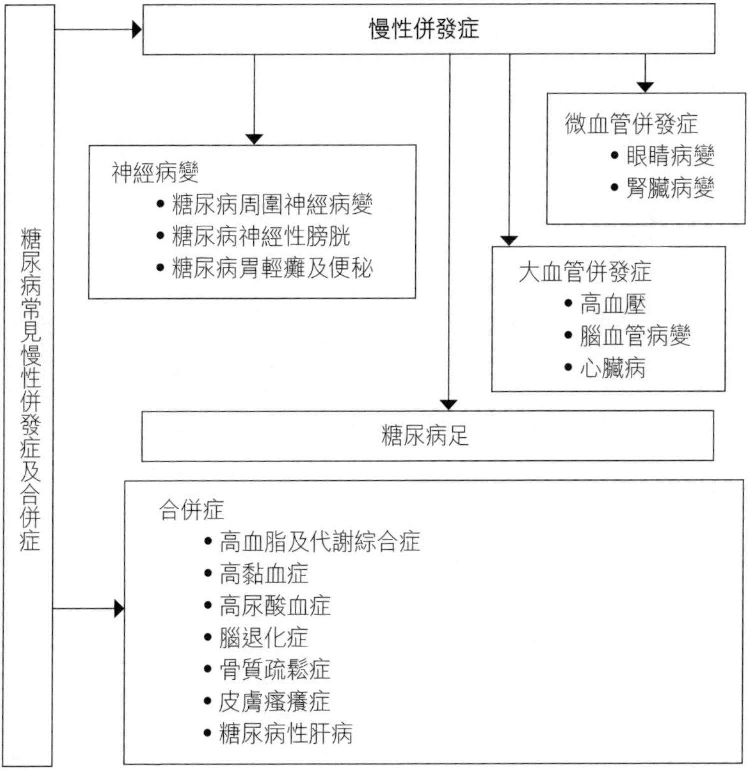

糖尿病常見慢性併發症及合併症

慢性併發症

神經病變
- 糖尿病周圍神經病變
- 糖尿病神經性膀胱
- 糖尿病胃輕癱及便秘

微血管併發症
- 眼睛病變
- 腎臟病變

大血管併發症
- 高血壓
- 腦血管病變
- 心臟病

糖尿病足

合併症
- 高血脂及代謝綜合症
- 高黏血症
- 高尿酸血症
- 腦退化症
- 骨質疏鬆症
- 皮膚瘙癢症
- 糖尿病性肝病

高血壓

大血管併發症並不是糖尿病特異性的血管併發症，但糖尿病使心血管疾病的危險性大大增加，令大血管病變更嚴重、更廣泛、預後更差、發病年齡更早。

糖尿病許多併發症的出現與血管動脈粥樣硬化關係密切，表現為糖尿病患者出現動脈粥樣硬化的時間早、程度重和預後差，而動脈粥樣硬化又是二型糖尿病患者的主要死亡原因。[1]

中國患高血壓人羣中糖尿病的患病率是正常血壓人羣的 2.5 倍。高血壓與糖尿病並存，使併發症的發生率明顯升高。研究表明糖尿病患者收縮壓僅升高 14mmHg，發生腦卒中的危險性即增加 2 倍、發生心肌梗死的危險性增加 50%。流行病學研究發現高血壓合併糖尿病使心血管疾病的病死率增加 2~8 倍。[2]

高血壓和糖尿病合併存在對心血管的危害有乘積效應，動脈粥樣硬化的機會大大增加；在加重了大血管病變的同時，也加重了微血管病變。糖尿病時血脂增高，脂質代謝紊亂，凝血功能異常，使高血壓患者本已存在的高凝狀態進一步加重，更易產生腦梗死。高血壓會加快糖尿病腎病的發生、發展和腎臟纖維化的進程。

糖尿病併發高血壓的診斷

按照世界衛生組織建議使用的血壓標準是，正常成人收縮壓應小於 140mmHg，舒張壓小於 90mmHg。如果在靜息狀態下動脈收縮壓和（或）舒張壓達到或超過這個標準，就屬於高血壓。根據中國高血壓指南，在未服用抗高血壓藥情況下，成年人（年齡大於 18 歲）收縮壓 ≥140mmHg 和（或）舒張壓 ≥90mmHg，便為高血壓。 由於糖尿病患者經常併發高血壓，因此在糖尿病篩查的同時一定需要測量血壓。

表 5.1　血壓水平定義和分類

血壓水平分級定義 (單位 mmHg)			
分級	收縮壓		舒張壓
正常血壓	<120	和	<80
正常高值	120~139	和（或）	80~89
高血壓	≥140	和（或）	≥90
高血壓一級（輕度）	140~159	和（或）	90~99
高血壓二級（中度）	160~179	和（或）	100~109
高血壓三級（重度）	≥180	和（或）	≥110
單純收縮期高血壓	≥140	和	<90

備註：當收縮壓與舒張壓分屬於不同的級別時，以較高的分級為準。（資料參考中圖高血壓病防指南 < 第 3 版 >）

糖尿病合併高血壓的隨診

美國高血壓預防監測評估與治療委員會（JNC）的第七次研究報告，對成人高血壓的分類與隨診建議提出以下見解。[3]

表 5.2　美國成人高血壓分類及隨診建議

血壓	收縮壓 (mmHg)	舒張壓 (mmHg)	隨診建議
正常血壓	<120	和 <80	2 年內復查
高血壓前期	120~139	或 80~89	1 年內復查
高血壓一期	140~159	或 90~99	2 月內復查
高血壓二期	>160	或 >100	1 月內覆診。如果血壓高於 180/110mmHg，應根據臨床狀態及併發症情況，立即或在 1 周之內進行評估和治療

糖尿病患者應每 3 個月測量一次血壓，對血壓升高和接受降壓治療者，宜自測血壓或增加血壓檢測頻度，至少每周測量一次。

治療

治療的目的在於減少糖尿病大血管和微血管併發症的發生；保護易受高血壓損傷的心、腦、腎等靶器官；減少致死、致殘率，提高患者的生活質量，延長壽命。

1. 降壓目標

嚴格控制血壓可使糖尿病相關病死率、腦卒中發生率、微血管病變發生率顯著降低。英國的一項對二型糖尿病及其併發症進行的前瞻性、多中心研究表明，糖尿病患者嚴格控制血壓可使與糖尿病有關的病死率下降 56%。規範的抗高血壓治療可使腦卒中的患病風險降低 28%~38%。降壓幅度為收縮壓下降 10mmHg，舒張壓下降 5 mmHg 以上患者才能獲益。[4]

降低血壓至理想範圍固然重要，但過低的血壓有時會產生嚴重的不良後果。因此對每一位不同的患者降壓時，都需要考慮不同的年齡、臨床狀態等設定一個合理的目標血壓。對於單純血壓升高而無明顯併發症的患者，在能耐受的情況下，逐步降壓達標。

- 一般高血壓患者，應將血壓降至 140/90mmHg 以下。65 歲及以上的老年人的收縮壓應控制在 150mmHg 以下，如能耐受還可進一步降低
- 伴有腎臟疾病、糖尿病或病情穩定的冠心病的高血壓患者治療更宜個體化，一般可以將血壓降至 130/80mmHg 以下
- 腦卒中後的高血壓患者一般血壓目標在 140/90mmHg 以下
- 2007 年歐洲心臟學會《高血壓治療指南》及 2009 版加拿大《高血壓指南》均指出，糖尿病患者血壓控制的目標值為 130/80mmHg 以下。如 24 小時尿蛋白排泄量達到 1 克或以上，血壓控制則應低於 125/75mmHg

《中國高血壓防治指南》指出舒張壓低於 60mmHg 的冠心病患者，應在密切監測血壓的情況下逐漸實現降壓達標。強化降壓，如收縮壓降至 120mmHg 以下較之常規降壓治療，如降至 140mmg 以下，患者並未進一步獲益，而不良事件反而顯著增

加，提示降壓治療宜適當。因此建議，一般糖尿病患者的降壓目標是小於 130/80mmHg；老年或伴有嚴重冠心病的糖尿病患者血壓目標是小於 140/90mmHg。

2. 基礎治療

基礎治療屬於非藥物治療部分，可在高血壓早期，或本身血壓不太高時進行；對於進行藥物治療後，仍要重視基礎治療。基礎治療包括生活方式的改變、優化。在血壓處於 130~139/80~89mmHg 水平時，主張在往後的三個月進行基礎治療，如無效，則開始藥物治療。基礎治療措施：

- 戒煙
- 肥胖者需合理降低體重
- 節制飲酒或及時戒酒
- 優化飲食結構，低鹽飲食。多吃水果和蔬菜，減少脂肪攝入
- 加強體力活動
- 緩解心理壓力，保持樂觀心態

3. 西醫治療

藥物治療原則

- 血壓超過 130/85mmHg，開始使用降壓藥
- 主張小劑量單藥治療，如無效採取聯合用藥，一般不主張超常規加量

• 在控制達標的同時，兼顧心、腦、腎等靶器官保護和對併發症的益處

• 避免藥物副作用，如對靶器官及代謝的不良影響

表 5.3　糖尿病合併高血壓常用的藥物

類別	藥物舉例	英文名	副作用
ACEI	卡托普利	Captopril	咳嗽，血鉀升高，血管性水腫。孕婦不宜服用
	依那普利	Enalapril	
	賴諾普利	lisinopril	
	培哚普利	Perindopril	
	雷米普利	Ramipril	
ARBs	坎地沙坦	Candesartan	血鉀升高，罕見血管性水腫。孕婦不宜服用
	厄貝沙坦	Irbesartan	
	氯沙坦	Losartan	
	替米沙坦	Micardis	
	奧美沙坦	Olmesartan	
	纈沙坦	Valsartan	
CCBs	氨氯地平	Amlodipine	水腫、頭痛、面部潮紅，對糖、脂肪代謝無影響
	非洛地平	Fenodipine	
	硝苯地平	Nifedipine	

Thiazides	吲噠帕胺	Indapamide	可引致低鉀，血尿酸升高及誘發痛風
	呋塞米	Furosemide	
	氫氯噻嗪	Moduretic	
	螺內酯	Spironolactone	血鉀升高
β-Blockers	阿替洛爾	Atenolol	適用於伴心絞痛，心動過速者，可用於孕婦。誘發哮喘，導致糖、脂代謝紊亂及心功能抑制
	美托洛爾	Metoprolol	
	普奈洛爾	Propranolol	
α_1-Blockers	呱唑嗪	Prazosin	適用高血壓伴前列腺增生，脂代謝紊亂者
	特拉唑嗪	Terazosin	

註：

1. ACEI：血管轉換酶抑制劑，ARBs：血管緊張素 II 受體拮抗劑，CCBs：鈣通道阻滯劑，Thiazides：噻嗪類利尿劑，β-blockers：β-受體阻滯劑，α_1-Blockers：α_1-受體阻滯劑
2. 資料參考：《中國二型糖尿病防治指南》，2010 年版，附錄 4—糖尿病常用降壓藥；MIMS Annual Hong Kong 23rd 2012-2013。
3. 服藥後如有嗜睡、頭暈、視力模糊等，不可開車，避免飲酒，否則會加重副作用。

美國高血壓預防、診斷、評估和治療聯合委員會第七次報告中表示，把糖尿病合併高血壓列為血管轉換酶抑制劑、血管緊張素 II 受體拮抗劑、鈣通道阻滯劑、噻嗪類利尿劑、β-受體阻滯劑等五類降壓藥物的強適應症。[5]

對於老年糖尿病合併高血壓患者可首先用平緩、副作用小

的 ACEI，如不能耐受副作用（如咳嗽），可改用血管緊張素受體拮抗劑。美國糖尿病學會推薦，所有伴發高血壓的糖尿病患者均應選擇 ACEI 或 ARB，並可聯合利尿劑來控制血壓。

對於糖尿病患者預防中風最重要的是嚴格的血壓控制，必要時需聯合用藥。聯合用藥可以減少單藥加大劑量帶來的副作用，利用協同作用增強療效，相互之間抵消副作用，對靶器官有綜合保護作用。目前被推薦的聯合用藥方案包括：

- ACEI 或 ARB 與噻嗪類利尿劑
- CCB 與 β - 受體阻滯劑
- ACEI 與 CCB
- 利尿劑與 β - 受體阻滯劑

在糖尿病合併蛋白尿，則 ACEI 作為一線選擇除非患者不適合 ACEI 或曾患心肌梗死，否則不建議使用 β - 受體阻滯藥作為第一線治療選擇。

4. 中醫治療

糖尿病併發高血壓臨床多屬於中醫“眩暈”等範疇。辨證應分清相關臟腑及標本虛實。治療以調整陰陽、補虛瀉實為原則，標實者以平肝潛陽、清肝瀉火、滌痰化瘀為主；本虛者宜滋養肝腎、填精生髓、補益氣血。常見的證型有肝陽上亢、氣血虧虛、腎精不足、痰濁中阻以及瘀血內阻等。

中藥藥理研究表明葛根、淫羊藿、靈芝提取物、丹參、桑白皮、豨薟草、地龍、桑寄生、鈎藤等中藥均具有一定的降壓作用，臨床上可在辨證的基礎上加以選擇應用。

平時也可選用杞菊決明山楂茶等藥茶配合調理。

杞菊決明山楂茶：枸杞子 15 克，菊花 10 克，草決明、生山楂各 15 克。煎湯代茶飲。可用於高血壓兼有高血脂者。

高脂血症

高脂血症是指由於脂肪代謝或運轉異常，使血漿一種或多種脂質高於正常。二型糖尿病患者中有 40% 左右合併脂代謝異常，[6] 糖尿病合併高脂血症不僅可以引起人體的代謝紊亂，而且還是心血管疾病，尤其是冠心病的重要危險因素。

糖尿病合併血脂異常的影響因素及其危害

1. 影響脂質異常的主要因素

- 生活習慣——飲食因素、運動
- 遺傳因素——中醫所説的體質，某些患者有家族性高脂血症，即使飲食再清淡都會發生高脂血症，必須強化運動和必要的藥物治療，包括中醫治療。

2. 糖尿病合併血脂升高的危害

二型糖尿病的脂質異常血症包括：甘油三酯水平增高、餐後高脂血症和過多的殘粒堆積、低密度脂蛋白膽固醇水平增高及高密度脂蛋白膽固醇水平降低等。這些異常都有致包括冠狀動脈疾病在內的動脈粥樣硬化的作用，並共同構成一組相關的危險因素。脂質異常的危害還包括了增加周圍血管阻力、降低心排血量、損害內皮細胞功能等。因此，減少糖尿病心血管疾病的發病率和死亡率不能僅靠降糖治療，而要綜合地進行抗動脈粥樣硬化治療。

表 5.4　根據《中國成人血脂異常防治指南》的診斷標準、血脂水平分層標準 (mmol/L)

分層	總膽固醇	低密度膽固醇	高密度膽固醇	甘油三酯
合適範圍	< 5.18	< 3.37	≥1.04	< 1.70
邊緣升高	5.18~6.19	3.37~4.12		1.70~2.25
升高	≥6.22	≥4.14	≥1.55	≥2.26
降低			< 1.04	

資料參考：中國成人血脂異常防治指南制定聯合委員會：〈中國成人血脂異常防治指南〉，《中華心血管病雜誌》，2007 年，35 (5)，頁 390~413。

糖尿病患者心血管疾病的發生率和死亡率，較非糖尿病病人羣顯著增高的重要原因之一就是血脂異常。

治療原則

血脂異常治療的最主要目的是為了防治冠心病。應對冠心病及其等危症、危險因素、血脂水平，進行全面評價，以決定治療措施及血脂的目標水平。血脂異常的管理包括了基礎治療、控制血糖和使用降脂藥物等措施。

對於已有併發症的一型糖尿病，通過使用胰島素，嚴格控制血糖，可以糾正血脂的異常；對二型糖尿病，理想的血糖控制可降低 TG，對升高 HDL-C 作用不大，但其成分變化有利於抗動脈粥樣硬化，LDL-C 可輕度降低。因此，降低 LDL-C 需首要考慮。一些藥物對脂代謝有不利影響，如噻嗪類利尿劑和 β 受體阻滯劑等，使用時應注意。

治療目標

2007 年《中國成人血脂異常防治指南》制定了血脂異常開始調脂治療的目標值。

表 5.5　糖尿病伴血脂異常時開始治療的時期及血脂控制的目標值

極高危：急性冠脈綜合症，或缺血性心臟病合併糖尿病	TLC 開始	藥物治療開始	治療目標值
	TC≥3.11 LDL-C≥2.07	TC≥4.14 LDL-C≥2.07	TC ＜ 3.11 LDL-C ＜ 2.07

註：TLC 表示飲食治療和改善生活方式，TC 為總膽固醇，LDL-C 為低密度脂蛋白，單位為 mmol/L

治療措施

1. 基礎治療

嚴格執行糖尿病飲食是基礎治療的關鍵。此外還要注意以下幾點：

- 限制高脂肪食品：選擇膽固醇含量低的食品，如蔬菜、豆製品、瘦肉、海蜇等，尤其是多吃含纖維素多的蔬菜，可以減少腸內膽固醇的吸收。食物的膽固醇全部來自動物油食品，如動物內臟、魚子等，含膽固醇較高，應忌食或少食
- 改變做菜方式：做菜少放油，儘量以蒸、煮、涼拌為主。少吃煎炸食品
- 減輕體重：對體重超過正常標準的人，應在專業指導下逐步減輕體重，以每月減重 1~2 公斤為宜。降體重時的飲食原則是低脂肪、低糖、足夠的蛋白質
- 戒煙，少飲酒或戒酒，並避免過度緊張等情緒活動
- 增加體力勞動，改變以靜坐為主的生活方式

2. 改變生活方式的治療措施[7]

改變生活方式的治療措施（therapeutic life-style change, TLC）是個體策略的一部分，是控制血脂異常的基本和首要措施。近年的臨床干預試驗表明，恰當的生活方式改變對多數血脂異常者能起到與降脂藥相近似的治療效果，在有效控制血脂的同時，可以

有效減少心血管併發症的發生。TLC 是針對已明確的、可改變的危險因素如飲食、缺乏體力活動和肥胖等，而採取積極的生活方式作為改善措施。

表 5.6　作為治療措施的生活方式改變的具體內容

• 減少飽和脂肪酸及膽固醇的攝入
• 選擇能夠降低低密度脂蛋白的食物，如進食含高可溶性膳食纖維的食物：全穀類食物、水果、蔬菜、各種穀類
• 減輕體重，冀能達到理想體重或能夠預防體重增加
• 增加有規律的體力活動，包括足夠的中等強度鍛煉
• 採取減低其他心血管病危險因素的措施如戒煙、限鹽以降低血壓等

3. 西藥治療

脂質代謝紊亂及纖維蛋白溶解活性降低是導致動脈粥樣硬化的主要原因，其病理改變首先由膽固醇及其他脂質在動脈內膜沉積造成內膜損傷，斑塊形成，纖維組織增生，動脈硬化。因此，調脂治療可以防治動脈粥樣硬化。目前使用的降脂藥物主要有他汀類、貝特類、膽酸結合樹脂和煙醯及煙醯衍生物等。他汀類藥物和貝特類藥物是治療血脂異常有效而安全的一線藥物。[8] 合理使用他汀藥物可顯著降低冠狀動脈粥樣硬化性心臟病事件，降低致命性或非致命性腦卒中及一過性腦缺血的危險。

表 5.7　糖尿病合併血脂異常治療的藥物選擇參考[9]

目的	治療選擇
降 LDL-C	首選：他汀類 次選：樹脂類
升 HDL-C	菸酸或貝特類
降 TG	貝特類 菸酸
混合型高脂血症	首選：改善血糖控制 + 大劑量他汀類 次選：改善血糖控制 + 他汀類 + 貝特類

表 5.8　常用的調脂藥物簡表

種類	藥物	英文名	不良反應及注意事項
他汀類	辛伐他汀（舒降之）	Simvastatin	為糖尿病合併血脂異常的首選藥物。可顯著降低 TC、LDL-C 和 Apo B，也能降低 TG 水平，輕度升高 HDL-C 水平；不良反應有肌病、肝酶升高。活動性或慢性肝病忌用
	阿托伐他汀（立普妥）	Atorvastatin（Lipitor）	
	氟伐他汀	Fluvastatin	
	洛伐他汀	Lovastatin	
	普伐他汀	Pravastatin	
樹脂類	考來替泊	Colestipol	為降 LDL 的二線藥物。胃腸不適、便秘，異常 β 脂蛋白血症及 TG 大於 4.52mmol/L 者禁用；膽道完全閉塞者禁用；TG 大於 2.26mmol/L 及便秘者慎用
	考來烯胺	Cholestyramine	
	考來維侖	Colesevelam	

貝特類	非諾貝特（力平脂）	Fenofibrate	主要用於高 TG 及以高 TG 為主的混合型高脂血症及低 HDL-C。常見副作用有：消化不良、膽石症、肌病等。嚴重肝、腎功能不全者忌用
	吉非貝琪（諾衡）又稱吉非羅齊	Gemfibrozil	
	氯貝丁酯（氯貝特）	Clofibrate	
菸酸		Nicotinic acid	在所有降脂藥中升 HDL-C 最強。主要用於高 TG，低 HDL-C 或以 TG 升高為主的混合型高脂血症。副作用為：升高血糖、尿酸，肝毒性及上消化道不適。慢性肝病忌用

資料參考：

1.《中國二型糖尿病防治指南》，2010 年版，附錄 5 常用調脂藥
2. MIMS Annual Hong Kong 23rd 2012-2013
3. 張力輝、王綿、殷立新：《糖尿病及其併發症的臨床用藥》，（北京：人民衛生出版社，2010 年 5 月第 1 版），頁 170~175

4. 中醫治療

【辨證治療】

高脂血症可參中醫“痰濁”、“瘀血”辨證治療。先天稟賦因素及後天飲食失調是高脂血症發生的重要原因。如長期恣食肥甘

厚味、醇酒、辛辣刺激食物，損傷脾胃，滋生痰濕與邪熱，痰濕內阻而發病。

糖尿病併發血脂異常與肝、脾、腎三臟功能失調有密切相關，又與痰瘀內阻病機相互作用，因此疏肝理氣、清熱瀉火法，健脾益氣養陰法，滋補肝腎及活血化瘀祛濕法都是治療糖尿病併發高脂血症的常用治法。

【辨病治療】

筆者導師、廣東省名中醫黃春林教授對中藥藥理深有研究，筆者協助導師編寫的《中藥藥理與臨床手冊》詳細記載了對血脂有影響的常見中藥及機制。[10]

紅花、金櫻子等有降膽固醇作用；山楂、白果等藥有降甘油三酯作用；人參、何首烏、三七、澤瀉等藥兼具降膽固醇及甘油三酯作用；玉竹、金櫻子等藥有降低低密度脂蛋白作用；明黨參、女貞子等藥有升高高密度脂蛋白作用；而人參、西洋參莖葉、何首烏、冬蟲草菌絲等藥兼具降低低密度脂蛋白以及升高高密度脂蛋白兩種作用。

按中藥藥性分為補益降脂藥、活血降脂藥、化痰利濕降脂藥等類別。中藥在降脂作用的機制方面，大體可歸納成四類：

- 促進腸道脂質排出，如：茵陳、大黃、何首烏、決明子、虎杖等
- 競爭性的抑制腸道脂質吸收，如：蒲黃、綠豆等
- 抑制脂質合成，如：澤瀉、薑黃、香菇等

• 影響血脂分佈、轉運與清除，如：丹參、女貞子、向日葵種子、月見草油、紅花油等

5. 糖尿病合併脂代謝異常的隨診

治療過程的監測藥物治療開始後，4~8 周復查血脂及轉氨酶等。血脂如能達到目標值，逐步改為每 6~12 個月復查一次；若仍未達標，則調整藥物種類、劑量或聯合治療，再經 4~8 周後復查。達標後延長為每 6~12 個月復查一次，長期堅持服藥並保持生活方式改善。[11]

代謝綜合症

由於代謝綜合症中的每一種疾病都是心血管病的危險因素，其聯合作用對心血管造成更加嚴重的危險。2005 年 4 月 14 日，國際糖尿病聯盟在綜合了來自世界六大洲糖尿病學、心血管病學、血脂學、公共衛生、流行病學、遺傳學、營養和代謝病學專家意見的基礎上，頒佈了新的代謝綜合症工作定義。中華醫學會糖尿病學分會也定出了建議的診斷標準，具備以下四項組成成分中的三項或全部者，便為代謝綜合症患者。

表 5.9 代謝綜合症診斷標準

血脂異常	血壓升高	高血糖	超重或肥胖
空腹血 TG≥1.7mmol/L 和（或）空腹血 HDL-C：＜0.9mmol/L(男) ＜1.0mmol/L(女)	BP≥140/90mmHg 和（或）已確診高血壓並正在治療者	FPG≥6.1mmol/L 和（或）2hPG≥7.8mmol/L 和（或）已確診糖尿病並正在治療者	BMI≥25.0 kg/m^2

血清膽固醇及三酸甘油酯升高的原因

膽固醇及三酸甘油酯升高除了與人體代謝異常有關，還與飲食習慣有關，例如：高膽固醇，常與進食過多含脂肪、過高膽固醇及反式脂肪酸食物有關。高三酸甘油酯，則可能因為攝取過多的脂肪、飲酒或糖分。此外，血糖控制差、肥胖、缺乏運動及吸煙等都可導致三酸甘油酯升高。

知多一點點

肥胖的標準

世界衛生組織對亞洲人口過重及肥胖的定義為：體重指標 23 或以上屬於過重，體重指標 27.5 或以上則屬於肥胖。中央肥胖是指（華人）男性腰圍 90 厘米或以上，而女性腰圍 80 厘米或以上。

BMI= 體重（kg）/ 身高（m^2）

防治目標

防治代謝綜合症的主要目標是，預防臨床心血管疾病以及二型糖尿病的發生，對已有心血管疾病者則要預防心血管事件再發。所有的治療都應圍繞降低各種危險因素：包括有效減輕體重、良好控制血糖、改善脂代謝紊亂、合理控制血壓等。

研究表明，適度減肥可使二型糖尿病患者胰島素抵抗減輕，並有助於改善血糖和血脂狀況，降低血壓。[12]

針對各種危險因素如糖尿病或糖調節受損、高血壓、血脂紊亂以及肥胖等的藥物治療，治療目標如下：

- 體重降低 5% 以上
- 血壓小於 130/80mmHg
- LDL-C 小於 2.6mmol/L、TG 小於 1.7mmol/L、HDL-C 大於 1.04mmol/L（男）或大於 1.3mmol/L（女）
- 空腹血糖小於 6.1mmol/L、糖耐量試驗 2h 血糖小於 7.8mmol/L 及糖化血紅蛋白小於 6.5%

治療

代謝綜合症所包含的內容大多數是心血管疾病的危險因素，在治療方面需兼顧血壓、血糖、血脂及肥胖等方面，早期的生活方式調整，如適當運動、合理飲食、調節血脂、降低血壓、強化降低血糖、改善胰島素抵抗。因此其治療為整體療法，務求各指標都達到或基本達到正常，不可顧此失彼。

治療措施

1. 飲食控制，運動得宜

對於肥胖者，適度減肥可使二型糖尿病患者胰島素抵抗減輕，有助於血糖和血脂的改善，降低血壓。

在飲食上要避免高熱量和高膽固醇的食物，合理選擇能減低低密度膽固醇的常見食物，如水溶性纖維高的食物，包括：燕麥、豆類、藻類（如海帶和紫菜）、蔬菜及適量水果等；不飽和脂肪酸，如葵花籽油、粟米油和適量黃豆油及芥花籽油、橄欖油等；奧米加三脂肪酸，如三文魚、沙甸魚和吞拿魚等，有助降低心血管疾病風險，但血尿酸高者不可過食。

另外，應定期運動及維持理想體重，運動能增加高密度膽固醇，減少低密度膽固醇。每天 30 分鐘步行，對降血糖及維持理想體重有很大幫助。

2. 藥物治療

如果飲食控制已經盡力，並且堅持合理運動，而膽固醇及三酸甘油酯水平仍偏高，則需服用或增加降膽固醇或降甘油三脂藥物，及小劑量使用阿司匹靈等對預防心血管事件，這些方法均有重要的意義。

3. 手術治療

國際糖尿病聯盟及中國糖尿病科學者都認為，對於嚴重肥胖者可以考慮進行代謝手術治療。[13] 但由於手術存在較大的風險，如近期可能出現腸梗阻、吻合口漏、肺栓塞、深靜脈血栓形成及呼吸系統併發症等；遠期可能出現包括膽結石在內的消化系統疾病及不同程度的營養不良等。因此嚴格手術適應症則十分重要。以下列舉代謝手術治療糖尿病的部分適應症：

• BMI≥35 kg/m² 的有或無合併症的二型糖尿病亞裔人羣中，可能考慮行減重或胃腸代謝手術

• BMI 30~35 kg/m² 且有二型糖尿病的亞裔人羣中，生活方式和藥物治療難以控制血糖或合併症時，尤其具有心血管風險因素時，減重或胃腸代謝手術應是治療選擇之一

• BMI 28~29.9kg/m² 的亞裔人羣中，如果其合併二型糖尿病，並有向心性肥胖（女性腰圍 >85 cm，男性 >90 cm）且至少額外的符合 2 條代謝綜合症標準：高甘油三酯、低高密度脂蛋白膽固醇水平、高血壓。對上述患者行減重或胃腸代謝手術也可考慮為治療選擇之一。[14]

4. 中醫治療

一般認為，飲食失調、過食肥甘、運動過少等原因導致臟腑陰陽氣血虧虛，調攝功能失調，行血化津祛濁無力，從而變生血瘀痰濁，鬱阻血脈絡道，而呈本虛標實之證。常見證型有氣虛痰鬱、瘀血證；陰虛證，濕熱證及氣陰兩虛證、陰虛熱盛證、痰濁阻遏證、痰瘀互結證、肝陽上亢證、陰陽兩虛證。

【名家經驗】

筆者導師、國醫大師張琪教授對脾腎兩虛、痰濁瘀血內阻型的代謝綜合症採取益氣健脾補腎，化痰、解毒活血法，並分兩階段分別採用參芪地黃湯和二陳湯加減，與清心蓮子飲和二陳湯加減治療取得良好效果。

第一階段從補脾腎入手，用參芪地黃湯益氣健脾補腎，扶下祛邪，增加機體自身免疫力，恢復胰腺功能；脾不健運，則氣、血、水濕運行障礙，痰、濕、瘀血內停，以二陳湯健脾燥濕化痰，丹參、桃仁、紅花、赤芍活血化瘀、通暢血脈，萆薢、土茯苓、石菖蒲開竅化濁解毒，決明子清肝降血脂降血壓，防治血管硬化。龍骨、牡蠣平肝潛陽，收斂固澀。

第二階段從益氣養陰入手，以清心蓮子飲益氣陰、清虛火、除煩渴。通過兩個階段調整，使病人氣血陰陽回復動態平衡狀態。[15]

【證候研究】

糖尿病患者胰島素抵抗與氣虛、陰虛和血瘀關係密切，氣陰兩虛和血瘀是胰島素抵抗的關鍵病機。肥胖是胰島素抵抗的重要致病因素，而中醫認為胖人多痰濕，且痰與瘀多互相影響。

脂質代謝紊亂可影響血小板的黏附和聚集，使血小板聚集功能增強，繼發性促凝加強而處於高凝狀態，此屬中醫“瘀血”範疇。

研究表明二型糖尿病血瘀證患者的血小板活化水平升高，養陰活血化瘀對防治胰島素抵抗有一定意義，可用消渴方（含黃連、天花粉、生地等）及合桃紅四物湯（含熟地、當歸、白芍、川芎、桃仁、紅花等藥）治療。[16]

高黏血症及血栓

血黏度是血液黏稠度的簡稱，是反映血液黏滯性的指標之一。影響血液黏稠的因素主要有紅細胞聚集性及變形性，紅細胞壓積、大小和形態，血液中膽固醇、甘油三酯及纖維蛋白原的含量等。

高黏血症，或稱高黏滯血症，也稱為血液高凝狀態，是指血液過度黏稠，血流緩慢，造成以血液流變學參數異常為特點的臨床病理綜合症。

糖尿病合併血脂升高普遍存在，高脂血症可使血液的自身黏度改變。另外，增高的血脂可抑制纖維蛋白溶解，使血液黏度稠度更加增高。研究表明，糖尿病血液黏度升高普遍存在，而且是糖尿病患者微血管病變，進而導致多種合併症的重要原因。[17] 而血栓形成或栓塞是導致心、腦和外周血管嚴重病變的最後關鍵環節，是致死和致殘的直接原因。

臨床表現與診斷

糖尿病合併高黏血症早期並無特異性，但由於血液黏稠，流速減慢，血液中脂質便沉積在血管的內壁上，日久可引起管腔狹窄、供血不足，進而導致心肌缺血、腦血栓、肢體血管血栓等疾病的發生。病情進展可出現頭暈、困倦、記憶力減退。

當血液中含有較多的異物，如血管內壁脫落的上皮細胞、附着於血管壁內又脫落的類脂質等，纖維蛋白和血小板就聚集在異物周圍，並把它們包裹起來，這樣便容易形成血栓，而影響血液的正常運行速度，加重血液的黏稠度。當這些血栓增大或突然流入一根較細的動脈時，就會把血管堵塞，造成組織缺血、缺氧、壞死，導致腦梗死、心肌梗死、梗塞性脈管炎等。

診斷

早期高凝狀態臨床沒有特別徵狀，因此需要進行一些必要的檢查，包括血漿的纖維蛋白原（FIB）、凝血酶原時間（PT）、活化部分凝血活酶時間（APTT）、凝血酶時間（TT）及全血黏度進行檢測。

如果出現血栓及血栓栓塞性併發症，則需要通過血管造影、電腦斷層掃描、多層螺旋 CT 及雙源 CT 血管造影（CTA）、二維及彩色多普勒（超聲檢查）、磁共振、放射性核素等影像學檢查確定診斷。[18]

治療

對於糖尿病合併血液高凝狀態，臨床必須有足夠的重視，因為血黏度升高是糖尿病許多大、小血管併發症的基本原因。對血栓的治療，首先強調血栓預防的重要性，合理的生活習慣、作息時間可以有效預防血栓發生的風險。

1. 西醫治療

西醫治療主要包括抗血小板凝聚、抗凝及溶栓等治療。一般來説動脈血栓強調抗血小板治療，靜脈血栓強調抗凝治療，根據患者的情況輔以手術、溶栓等治療。

應用抗血小板聚集治療可使既往有腦卒中或短暫性腦缺血發作病史患者的腦卒中風險顯著降低。合理使用阿司匹靈還可以降低心血管事件。與雙嘧達莫合用，預防腦卒中復發，明顯優於單用阿司匹靈。如有藥物過敏可以改用氯吡格雷。但長期使用阿司匹靈則可增加腦出血和上消化道出血的風險，需加以防範。

抗凝治療主要選用低分子肝素、法華令等。如有血栓形成，介入溶栓或手術等措施可能是必要的。

表 5.10　降低血液黏度常用藥物

藥物名稱	英文名稱	常見副作用及禁忌
氯吡格雷（波立維）	Clopidogrel	如過敏；嚴重肝損傷；活動性病理性出血，如消化性潰瘍或顱內出血；哺乳者禁忌
阿司匹靈	Aspirin	主要為胃腸道反應，少見有過敏、肝腎損害等
雙嘧達莫（潘生丁）	Dipyridamole	副作用有頭暈、頭痛、嘔吐、腹瀉、臉紅、皮疹及瘙癢等

2. 中醫治療

糖尿病合併血液高凝狀態屬於中醫“血瘀證”範疇。氣虛不能推動血液的運行，陰虛則營血凝滯，運行受阻，而久病入絡，痰濁血瘀互結，滯於肢體，血脈運行障礙等均是糖尿病血瘀證形成的主要原因。糖尿病的多種中醫病機均可導致血瘀證的形成，如氣虛血瘀、燥熱血瘀及陰虛血瘀。

中藥黃芪、丹參、鬼箭羽、肉蓯蓉、水蛭、女貞子、黃精、紅花及全蠍等在糾正血液流變學異常，降低全血黏度、紅細胞壓積、血沉、血小板聚集、纖維蛋白原，改善脂代謝及改善糖尿病血瘀狀態均有一定的作用。[19] 以上證型可配合選用中藥三七粉口服，如每次 1~3 克，每日 1~2 次。

長期進食黑木耳對降低血黏度、改善血管狀態有一定的幫助。一般可以每天吃 5~10 克，做菜做湯都可以。[20]

預防

合理飲水：飲水要注意時機，如早晨起牀前、餐前 1 小時和睡前都宜飲水，如無特殊禁忌每天最好飲用不少於 2000 毫升。在高溫環境出汗多等情況下，更要及時補充水分，勿令身體缺水。

飲食清淡：按糖尿病飲食進行飲食管理，避免進食動物內臟及動物脂肪，少吃油炸食物，晚餐不宜多食葷腥厚味食物。多食山楂、黑木耳、大蒜、洋蔥、青蔥及蔬菜等高纖維食物，適量進食魚類、大豆、豆製品及水果等。

適當運動：散步、慢跑、打太極拳及游泳等可促進血液循環。

堅決戒煙：改變生活習慣，無條件戒煙。

溫水泡澡：水溫需保持在適當的溫度約 37° C，如無糖尿病神經及皮膚等併發症，溫度可適當調高，但不宜過高，例如水溫不宜超過 39° C。因為此溫度接近體溫，血壓不會急劇升高，血栓溶解物質變得活躍，血黏度得以改善。浸泡 30 分鐘左右，微微汗出，亦不可過度出汗。泡澡與運動一樣都是消耗熱量的方式，熱量消耗增加，脂肪就會減少，有條件者可養成每天泡澡的習慣，身體代謝水平會有改善。泡澡後體表和體內溫度升高，能使肌肉鬆弛，改善血液循環，預防動脈硬化。

泡澡注意事項：

1. 避免飯前泡澡以免出現低血糖，飯後 1~2 小時較宜

2. 泡澡時或後要及時飲水，避免缺水導致血黏度升高

3. 避免浴缸的水超過心臟位置，半身浴較合適

4. 溫度不可過高，可使血壓驟升；過度出汗可導致血黏度升高或皮膚受損

5. 年高體弱，併發糖尿病足或有皮膚破損者，或心血管功能不穩定及血壓不穩定者等，均不宜泡澡

高尿酸血症

糖尿病患者易產生高尿酸血症，在此基礎上發生痛風。嘌呤的分解代謝增強和尿酸的生成增加是糖尿病的特點。高尿酸血症是非胰島素依賴型糖尿病獨立的危險因素。[21] 糖尿病與痛風兩者有許多共同的影響因素，如年齡、肥胖等。尿酸值像血糖一樣，隨着年齡的增加而有升高傾向。過高的尿酸濃度可直接損害胰腺細胞，而誘發糖尿病。甚至部分痛風患者存在胰島素抗體加重糖尿病。

糖尿病時尿酸升高與胰島素抵抗關係密切。胰島素抵抗產生高胰島素血症，增加腎臟對尿酸重吸收，同時持續高血糖加重腎功能損害，導致尿酸排泄減少，使尿酸升高。高血糖和高尿酸相互作用加重代謝紊亂。

治療原則

按糖尿病的治療原則合理控制血糖，同時在飲食上除了需要進行糖尿病飲食之外，還要注意低嘌呤飲食。

對於痛風，正確治療觀念不只是在治療關節的痛，關節是否疼痛也不應該是判斷痛風療效的唯一指標。更重要的是要長期將體內尿酸值控制在理想範圍，才不會令過多的尿酸到處結晶沉澱造成不可恢復的傷害。

治療目標

痛風患者在不同階段其治療目標是有所不同的。對於剛發現高尿酸血症或無徵狀性高尿酸血症患者，應掌握降尿酸治療的策略及時機，不管患者的性別、種族和年齡，尿酸超過飽和狀態時均可析出晶體，故尿酸的最佳目標控制值為 6.0 mg/dl 以下，這是目前普遍認可的痛風引入目標策略的治療理念。[22]

治療措施

痛風治療的主要措施包括一般治療，如飲食控制、避免誘因、防治併發疾病，及對伴隨疾病和併發症的藥物、手術治療等。[23] 由於尿酸性腎結石及尿酸性腎病是痛風的常見併發症，故臨床必須充分重視鹼化尿液，這對減少腎臟的併發症十分重要。

- 飲食控制：進行低嘌呤飲食，適當控制蛋白、脂肪、糖的攝入量，避免血脂升高，減少心臟及腦血管疾病。避免酗酒
- 多飲水，每日達 2000~3000ml
- 鹼化尿液，將 pH 調節至 6.5~6.9 範圍最為重要，但要避免過分鹼化引起鈣鹽沉積
- 必要的中、西藥物治療

治療痛風常用西藥

表 5.11 治療痛風的常見西藥

常用藥物		英文名	不良反應
秋水仙鹼		Colchicine	腹瀉，肝、腎損害，白血球下降，骨髓抑制，潰瘍者禁用
止痛類	吲哚美辛	Indomethacin	腎損害，胃腸道反應及胃潰瘍出血
	萘普生	Naproxen	
	舒林酸	Sulindac	
糖皮質激素	強的松	Prednisone	胃潰瘍，骨質疏鬆，糖尿病，免疫功能下降
	強的松龍	Prednisolone	
抑制尿酸	別嘌醇	Allopurinol	肝、腎損害，過敏，骨髓抑制
	非布索坦	Febuxostat	
促尿酸排泄藥	丙磺舒	Probenecid	胃腸反應，過敏，骨髓抑制，溶血。G-6-PD 缺乏及磺胺過敏者禁用
	苯磺唑酮	Sulfinpyrazone	
	苯溴馬隆	Benzbromarone	

參考資料：徐大基：《痛風治療與中醫調養》，（香港：商務印書館，2012 年 7 月第一版），頁 84~87 。

中醫治療

對於以關節疼痛為主的痛風，可以參考中醫痹證進行辨證治療。有時則結合辨病治療，在加減選用藥物時，加用具有降尿酸作用的中藥。

1. 辨證治療

痛風主要由於邪氣痹阻經絡，氣血運行不暢所致。故祛邪活絡、緩急止痛為本病的治療原則，臨床又根據不同特點分為行痹、痛痹、着痹和熱痹等進行辨證治療。

2. 辨病治療

血中尿酸增高是引起痛風及其併發症的根本原因，因此降低尿酸十分重要。選用中藥除了按辨證原則之外，還可以參考中藥藥理研究的結果進行辨病治療。尿酸的來源內源性佔百分之八十，外源性佔百分之二十。尿酸的排泄三分之一由胃腸道排出，而三分之二從腎排出，故可從這兩個角度加以解決：

- **減少尿酸的生成**：減少蛋白攝入量及控制高嘌呤飲食，可以減少尿酸的來源。芫花所含的芫花素、芹菜素及大黃所含的大黃素對黃嘌呤氧化酶有較強的抑制作用，從而能減少尿酸的合成

- **促進尿酸的排出**：秦皮、車前草、土茯苓、蒼朮可以促進尿酸從尿液排出，而大黃等通便藥可促進尿酸從大便排出

痛風性關節炎通常採用非甾體類消炎藥治療，驅風濕中藥大多屬於這一類。痛風性關節炎急性發作大多表現為“熱痹”，因此，原則上應該選用有清熱作用的消炎中藥，例如：黃柏、防己、忍冬藤等。但如果在寒冷地區或因受寒而發作者常表現為外寒內熱，此時應用散寒通痹的中藥，如：羌活、獨活、秦艽、香附之

類。百合、山慈菇等有秋水仙鹼樣作用，能抑制白血球趨化，從而減輕痛風性關節炎的炎症。[24]

糖尿病視網膜病變

糖尿病眼睛併發症，除了糖尿病眼底視網膜病變之外，還包括糖尿病白內障、青光眼、角膜潰瘍、玻璃體積血、視神經病變及眼肌麻痹等。二型糖尿病患者隨着病程的延長，視網膜病變的發病率會逐年遞增。糖尿病視網膜病變是糖尿病最嚴重的微血管併發症，可致不可逆性失明。糖尿病視網膜病變的出現往往預示着與生命密切相關的全身血管、神經、腎臟病變的嚴重程度，定期進行眼睛檢查十分必要。

從以上觀點上可以説，眼睛是糖尿病血管病變的一個窗口。

表 5.12　糖尿病主要眼睛併發症

併發症	特點與後果
糖尿病視網膜病變	最嚴重，可導致失明；與病程及糖尿病控制程度相關
白內障	晶體混濁，包括糖尿病性白內障和老年性白內障
青光眼	虹膜新生血管
角膜潰瘍	角膜遲鈍、上皮易脱落；勿配戴隱形眼鏡

玻璃體積血	嚴重者需要手術治療
視神經病變	視力可忽然下降，包括視乳頭病變、缺血性視神經病變和視乳頭新生血管形成
眼肌麻痹	可出現複視

糖尿病視網膜病變的分期分級

糖尿病視網膜病變包括出現微血管瘤、出血、硬性滲出（即視網膜脂質沉着）、棉絮斑、視網膜血管病變、黃斑病變及視神經病變等。

糖尿病視網膜病變臨床可分為增生性與非增生性兩類改變，非增生性糖尿病視網膜病變對視功能的危害相對較小，而增生性糖尿病視網膜病變多伴有嚴重的視功能損害。

表 5.13 中國糖尿病視網膜病變分期標準

分 型	分期	眼底鏡檢查
背景期	1	微動脈瘤或合併小出血
	2	有黃色硬性滲出或（並）有出血點
	3	有白色軟性滲出或（並）有出血點
增殖期	4	眼底有新生血管或合併玻璃體出血
	5	眼底有新生血管和纖維血管增生
	6	眼底有新生血管和纖維血管增生，併發牽拉性視網膜脱離

表 5.14 糖尿病視網膜病變的國際臨床分期標準（2002 年）

病情嚴重程度		眼底檢查
無明顯視網膜病變		無異常
非增殖期	輕度	僅有微動脈瘤
	中度	微動脈瘤，但輕於重度非增殖期視網膜病變
	重度	出現下列病變之一，但無增殖期表現： • 任一象限中有多於 20 處視網膜出血點 • 在兩個象限有靜脈串珠樣改變 • 在一個以上象限有顯著的視網膜內血管異常
增殖期		出現以下一種或多種： • 新生血管形成 • 玻璃體積血 • 視網膜前出血

表 5.15 糖尿病性黃斑水腫嚴重程度分級國際標準（2002 年）

病變嚴重程度	眼底檢查	
無明顯糖尿病性黃斑水腫	後極部無明顯視網膜增厚或硬性滲出	
有慢性糖尿病性黃斑水腫	後極部有明顯視網膜增厚或硬性滲出	
	輕	後極部有部分視網膜明顯增厚或硬性滲出，但遠離黃斑中心
	中	後極部視網膜明顯增厚或硬性滲出接近黃斑中心，但未涉及黃斑中心
	重	後極部視網膜明顯增厚或硬性滲出，涉及黃斑中心

糖尿病視網膜病變的機制

糖尿病會破壞視網膜的微血管，初期可能有微血管瘤及點墨狀的出血，進而血管滲漏而導致視網膜水腫；較後期則微血管遭破壞，視網膜嚴重缺血。

小血管阻塞後會增生不正常新生血管，新生的血管再導致玻璃體出血或纖維化；新生血管會拉扯視網膜導致視網膜剝離，引發新生血管性青光眼、眼壓增高、壓迫視神經造成萎縮病變。一旦進入血管新生性，即增殖性的視網膜病變，眼科手術幾乎很難避免。

糖尿病性黃斑水腫是糖尿病視網膜病變的主要表現，也是導致糖尿病視網膜病變患者視力下降的主要原因之一。若不及時治療，可造成不可逆的視功能損害。[25] 視網膜微血管病變，毛細血管阻塞以及高血黏度、高血小板凝聚力、血管腔變窄、粗細不均及毛細血管通透性增高等都是造成視網膜病變的主要機制。

一旦發生糖尿病眼病，患者視力減退，甚至失明。失明的發生率是正常人的 25 倍。全世界範圍內導致失明最重要的原因之一，就是糖尿病眼病。糖尿病視網膜病變是導致成年人羣失明的主要原因。糖尿病視網膜病變遍佈於全世界。在歐美等發達國家，糖尿病視網膜病變已成為第一或第二位的致盲原因。[26]

表 5.16　糖尿病併發視網膜病變的主要危險因素[27]

病程
HbA1C 沒有達標
血糖控制不良，如血糖偏高或血糖波動大
高血壓
總膽固醇、甘油三酯、低密度脂蛋白
併發血漿纖維蛋白元升高
妊娠和糖尿病腎病等

血漿纖維蛋白是糖尿病視網膜病變的主要危險因素。研究表明在血糖控制較穩定的患者中，與其他的臨床指標，如年齡、病程、血壓、糖化血紅蛋白、尿白蛋白排泄率等比較，凝血纖溶系統功能的失調在血管併發症中起着更重要的作用。[28]

診斷

早期患者可能全無徵狀，但隨着病情的發展，可出現視力減退、視野縮小、屈光改變、對比敏感度降低等。視網膜病變發展到最後，會出現新生血管性增殖膜、牽引性視網膜脱離、新生血管性青光眼，最終失明。視網膜病變常用檢查方法：

視力檢查：這是最簡便的方法，但許多早期視網膜病變並不影響視力，因此單憑視力檢查不能準確評價視網膜病變

眼底鏡檢查：此為最常用的方法，點散瞳藥後，通過眼底鏡直接觀察眼底視網膜的改變，可以初步評價視網膜病變的程度

眼底螢光造影：此為最準確的方法，經靜脈注射造影劑後，用專門的造影儀精確觀察視網膜病變程度，能對視網膜病變進行準確分期，並決定是否需要進行激光光凝治療

治療

1. 一般治療

改善微循環，減輕視網膜水腫，預防和減少新生血管的產生，對糖尿病視網膜病變的防治具有重要意義。

常用的治療措施包括：控制血糖、降低血壓及調脂等藥物治療，包括改善微循環，如：抗血小板凝聚藥物，如阿司匹靈、潘生丁等；抗凝藥物，如肝素；促纖溶藥物，如尿激酶、鏈激酶等。醛糖還原酶抑制劑對少數病例有效。

2. 激光治療

- 可以凝固出血點，阻止視網膜出血
- 封閉新生血管，防止視網膜病變進一步發展
- 挽救視力進一步惡化
- 防治失明

激光治療可以在門診進行，簡單方便。但為了減少激光治療的反應，一般分次進行（通常 4 次），每次間隔 1~2 周。激光

光凝被認為是目前治療黃斑水腫最有效的一種方法，光凝的方式有：局灶性、格柵樣和改良的格柵樣光凝。[29]

糖尿病視網膜病變的激光療法包括黃斑區，或滲漏血管光凝和周邊視網膜光凝療法等，對糖尿病早期的視網膜病變防治有一定的意義。激光治療的部位是有嚴格規定的，光凝既破壞了病變區域，都會破壞部分正常區域，其結果是損害了部分有用視力，或使看東西的範圍縮小，但可達到長期保存中央最有用視力的目的。有學者認為激光治療對於糖尿病視網膜病變效果要優於藥物治療。[30] 但也有學者通過大量文獻分析後，仍將激光療法的效果列為“可能有效”或“效果不明確”，[31] 因此在考慮激光治療時要十分明確其適應症。

3. 手術治療

對糖尿病視網膜病變手術治療的目的是清除玻璃體積血，恢復屈光間質的透明，緩解增殖膜對視網膜特別是黃斑部的牽拉，使視網膜復位，保持一定的視力。

一般來説，在下列情況下可以考慮進行手術治療。[32]

表 5.17　糖尿病視網膜病變手術適應症

- 不易吸收的玻璃體積血超過 1 個月
- 濃密的黃斑前出血
- 牽拉性或合併視網膜裂孔的視網膜脱離

- 視乳頭及黃斑部發生牽拉移位
- 進行性纖維血管增生
- 黃斑水腫和脂樣滲出

但由於手術存在各種併發症可能，且療效並非絕對，因此在選擇手術治療時要充分評估其風險與受益。

4. 中醫治療

《河間六書》指出"消渴可變為雀目或內障",《秘傳證治要訣・三消》:"三消久之，精血既虧，或目無視，或手足偏廢如風疾。"

糖尿病視網膜病變常見的證型為：氣陰虧虛，熱淫於內及瘀血阻絡。常用的藥物有益氣養陰藥、清熱藥及活血化瘀藥等，如丹參、黃芪、生地黃、三七、葛根、枸杞、當歸等。[33]

燥熱傷陰型常以滋陰補腎、養肝明目方法治療，以知柏地黃丸為基本方，並根據眼底微血管瘤及眼底出血或滲出物情況而加減用藥。對於存在瘀血者，可配合使用水蛭、川芎、丹參等；對於脾虛濕阻，則加健脾利濕之品，如茯苓、白朮、薏仁、澤瀉等。[34] 也有學者採用中醫辨證與西醫分期結合起來進行治療，如表 5.18 。[35]

表 5.18 糖尿病視網膜病變的分期分型辨證參考

中醫證型	常見分期	治法	處方
氣陰兩虛、脈絡瘀阻	1~3 期，單純病變，或由單純向增殖過程	益氣生津，滋陰補腎為主，兼以活血通絡	生脈散合杞菊地黃丸或六味地黃丸加減
	4 期，眼底出血量多，甚至玻璃體出血者	滋陰涼血，化瘀止血	生蒲黃湯合桃紅四物湯加減
陰損及陽、血瘀痰凝	4~6 期	陰陽雙補，兼以逐瘀化痰，軟堅散結	右歸飲合補陽還五湯加減

預防與監測

糖尿病視網膜病變是糖尿病症候羣的一部分，其危險因素包括年齡、病程、血糖控制情況、高血壓、高血脂及吸煙等。因此，血糖、血壓及血脂的控制及戒煙等對於糖尿病視網膜病變的進展至關重要。

1. 預防

- 提倡健康的生活方式，戒煙戒酒。吸煙可使血管痙攣，引起血液循環不良；飲酒可使血管擴張，更易引起眼底出血，用力大便更會加重出血
- 多吃新鮮蔬菜，合理選食水果，保持大便通暢，防止便秘

• 日常生活中注意眼部保健及眼部清潔，平時可使用按摩的方法進行眼睛的保健

• 有糖尿病視網膜病變者，特別是眼底出血的病人，必須禁止過勞、避免長時間看電視、看書，也不宜做劇烈運動及潛水等活動，否則容易引起眼底出血，加重視網膜病變

2. 監測

糖尿病一旦確診，就有可能造成視網膜損害。因此所有糖尿病患者都要明確接受眼科檢查和隨診，定期進行眼底檢查：

• 一型糖尿病發病 5 年後每年檢查一次

• 二型糖尿病發現糖尿病後要每年檢查一次，如有眼睛的異常表現，隨時進行眼科檢查，包括眼底螢光血管造影

表 5.19　糖尿病患者接受眼科檢查的首診和隨診時間建議 [36]

類型	首次檢查時間	隨診時間
一型糖尿病	發病 3 年後	每年 1 次
二型糖尿病	確診時	每年 1 次
妊娠前	妊娠前或妊娠前 3 個月早期	NPDR 中度：每 3~12 月 NPDR 重度：每 1~3 月

註：NPDR(non-proliferative diabetic retinopathy) 為非增殖期糖尿病視網膜病變

名家醫案

滋補肝腎，祛風通絡法治療糖尿病視網膜病變

患者男性，67 歲，2009 年 10 月 14 日初診。患糖尿病 10 餘年，一直用胰島素維持，情況尚可，近 1 年來出現視物不清，經眼科檢查視網膜病變，由糖尿病合併而來，無法醫治，求治於中醫。

【辨證】 肝腎陰虧，肝開竅於目，腎為肝之母，腎陰虧耗則肝木失榮，則目視不清

【治法】 滋補肝腎，祛風通絡

【處方】 生、熟地各 15 克，山茱萸 20 克，山藥 20 克，茯苓 15 克，牡丹皮 15 克，澤瀉 15 克，枸杞 20 克，菟絲子 15 克，菊花 15 克，決明子 20 克，木賊草 15 克，蒺藜 15 克，密蒙花 15 克，青葙子 15 克，茺蔚子 15 克；投以上方 14 劑，視物微清，繼服 14 劑

【覆診】 兩眼視物有明顯好轉，繼服 30 餘劑，視物基本恢復正常

【評述】 張琪教授認為，糖尿病視網膜病變多由於病程日久，肝腎陰虧，目睛失於濡養，而致視物不清，因此常用滋補肝腎，祛風通絡之法為主，此方在杞菊地黃湯的基礎上加用決明子、木賊草、密蒙花、青葙子、茺蔚子清肝明目之劑收效甚佳，枸菊補肝腎明目，補肝腎滋陰即為治本之圖，決明子、木賊草、蒺藜、密蒙花明目祛風通絡，標本兼顧故能取效[37]

糖尿病腎病

糖尿病腎病是在糖尿病病程中，腎臟的小血管、腎小球等出現了一系列病理性變化，即糖尿病性腎小球硬化，造成尿蛋白濾過和排泄異常，腎臟功能減退，是一種臨床上常見的繼發性腎臟病。

糖尿病腎病的常見臨床表現為蛋白尿、水腫、高血壓和腎功能損害等。微量蛋白尿是糖尿病性腎病的早期臨床表現，一旦出現持續性蛋白尿，如不積極治療，病情即呈進行性進展，常於平均 10 至 15 年左右出現腎功能衰竭。糖尿病病程、血壓、血糖、血脂及體重指數等是糖尿病腎病發生的高危因素。

早期糖尿病腎病的篩檢與診斷

根據美國《糖尿病及慢性腎臟病的臨床實踐指南》指出，篩檢時間應為：

一型糖尿病在確診後 5 年進行初篩，如果血糖、血脂控制不佳，肥胖及血壓偏高者，應於確診後 1 年內進行微量白蛋白尿檢查。二型糖尿病確診後應立即進行篩檢。第一次檢查後，無論是一型或二型糖尿病患者，此後均應每年檢查 1 次。篩檢內容包括尿白蛋白與肌酐比率（albumin creatinine ratio, ACR）、血清肌酐、腎小球濾過率。由於尿蛋白排泄率存在一定的變異，因此要在 3 至 6 月內至少檢查 2 次以排除誤差。影響因素包括 24 小時內曾進行劇烈運動、發熱、尿路感染、嚴重高血壓及血糖偏高等。

糖尿病患者出現糖尿病視網膜病、一型糖尿病病歷超過 10 年，且出現微量白蛋白尿者，臨床及實驗室檢查排除其他可能導致尿白蛋白排泄率增加的原因，如嚴重高血糖、酮症酸中毒、泌尿系統感染、血尿、運動、嚴重高血壓、心力衰竭及其他腎臟病等，在下列情況下可診斷為糖尿病腎病：

早期糖尿病腎病：微量白蛋白尿，是發現早期糖尿病腎病的重要指標，如果 6 月內連續 3 次檢查尿白蛋白排泄率（UAE），其中 2 次尿白蛋白排泄率到達 20~200μg/min 或 30~300mg/24Hr 則可診斷為早期糖尿病腎病

臨床顯性糖尿病腎病：如常規方法測定尿白蛋白持續陽性，尿白蛋白排泄率超過 200μg/min 或超過 300mg/24Hr，並排除其他可能的腎臟疾病，可確定為臨床顯性糖尿病腎病

鑒別診斷

糖尿病腎病可出現不同程度的蛋白尿，但對於蛋白尿需具體分析，有的糖尿病患者併發蛋白尿並不一定就是糖尿病腎病。糖尿病腎病常與視網膜病變同時存在，如眼底檢查無視網膜病變發現，則要考慮其他原因引起的腎損害。糖尿病合併蛋白尿可能與以下幾個因素有關：

- 糖尿病腎病
- 糖尿病合併腎炎性蛋白尿
- 糖尿病腎病合併腎炎性蛋白尿

- 其他獨立因素導致的繼發性蛋白尿

如果糖尿病病史不長，短期之內出現的大量蛋白尿，有時需要考慮是否其他原因所致，如糖尿病併發慢性小球腎炎等，必要時需要進行腎穿病理活檢。

腎穿病理活檢有一定的創傷性，一般不會作為診斷糖尿病腎病首要考慮的手段，但如果考慮糖尿病併發其他腎臟病，並且需要判斷是否需要給予強化治療時，則需要考慮此項目的檢查。

治療

糖尿病腎病的治療仍然需要重視基礎治療，如戒煙、限酒或戒酒，合理控制飲食及適量運動等。

1. 西醫治療

- **降糖藥的選擇**

早期糖尿病腎病仍可以使用口服降糖藥，但應從小劑量、單味藥開始，根據血糖變化情況，增加藥量或藥物品種，同類作用的降糖藥物不宜重疊使用，每種藥每日不宜超過安全劑量。

口服藥物控制血糖不滿意或產生副作用時，應及時改用注射胰島素治療。及時使用胰島素可有效控制血糖且無肝腎損害。但由於腎功能減退，腎對胰島素的滅活作用減弱，因此必須注意低血糖傾向，用藥過程中一定要定期檢測血糖及肝、腎功能等項目。

1. 格列喹酮、瑞格列奈類胰島素促泌劑、 α - 糖苷酶抑制劑

等口服降糖藥可用於輕、中度腎功能不全患者

2. 噻唑烷二酮類可改善胰島素抵抗降低血糖外，還有獨立於降糖以外的腎臟保護作用，如降低血壓、改善血管內皮功能、抑制炎症反應等

3. 糖尿病腎病患者不宜服用二甲雙胍

• **合理控制血壓**

1. 糖尿病腎病的治療有效控制高血壓，24 小時尿蛋白小於 1g 時，血壓應控制在 130/80mmHg 以下；24 小時尿蛋白大於 1g 時，血壓應控制在 125/75mmHg 以下

2. 首選並早期應用 ACEI 及 ARB 類藥物（血壓正常即可使用）

3. 鈣離子拮抗劑亦可作為一線用藥，對糖脂代謝無不良影響，推薦使用長效制劑或短效控釋劑，與 ACEI 類聯合應用為較佳方案

4. β 受體阻滯劑可加重代謝紊亂，掩蓋低血糖徵狀和加重周圍血管疾病，使用時須慎重

5. α 受體阻滯劑降壓效果確定，對糖代謝無影響，長期應用可改善脂代謝，減輕前列腺增生病人的排尿困難，但可引起體位性低血壓，伴植物神經病變和老年人慎用，注意首劑效應

• **飲食治療**

1. 糖尿病腎病的飲食治療原則需有充足的能量供應，總能量應該達到 35kcal/kg•d

2. 限制鈉鹽，根據血鈉水平和浮腫程度調整，一般每日應少

於 6 克；伴水腫、血壓升高時每日應少於 2 克；如伴心衰時則每日應少於 1 克

3. 必須選擇優質蛋白，主要包括蛋類、牛奶、魚、肉類等，並根據腎功能酌情增減，避免食用含高膽固醇和高飽和脂肪酸的食物，腎功能不全時應採取優質低蛋白飲食

2. 中醫治療

糖尿病患者一旦出現蛋白尿，提示病情已進入臨床期，病機多為本虛標實。本虛是指脾腎氣陰兩虛，標實是指濕、濁、瘀諸病邪阻於腎絡，終致正衰邪實，陰竭陽亡。

筆者早期研究團隊曾探討過糖尿病腎病的臨床分期：糖尿病腎病的病機是燥熱陰虛，日久耗氣傷陰，致氣陰兩虛；病情持續發展則陰損及陽可出現陰陽兩虛，後期則出現陽衰濁毒瘀阻，病變過程中又每多夾瘀血。臨床辨證可分燥熱陰虛、氣陰兩虛、脾腎氣或陽虛及陽衰濁毒瘀阻等。強調中醫辨證治療的重點應為早期。糖尿病腎病發展到晚期，病情嚴重多變，常需配合西藥降壓，利尿、抗感染等。[38]

單味藥物

- **冬蟲夏草**

一般觀點認為，冬蟲夏草對於糖尿病腎病有一定的作用，蟲草菌制劑在降低二型糖尿病腎病尿蛋白、減輕腎小球濾過等方面

有一定的效果。[39] 但多數研究均為動物實驗，更鑒於蟲草昂貴，並非所有患者都能承受相關費用，故多建議服用人工蟲草制劑。

- **雷公藤**

研究表明，雷公藤對糖尿病腎病患者的腎小球、腎小管均有保護作用，能夠減輕局部的炎症反應，降低蛋白尿，保護腎功能。且可改善糖尿病腎病患者的脂質代謝及免疫功能狀態。[40] 但雷公藤本身有一定的腎毒性，臨床須慎用。

3. 替代治療

尿毒症徵狀出現較早，故應適當提早開始透析治療。一般透析指徵為內生肌酐清除率在 15~20ml/min 或血肌酐達到 445mmol/L，伴有明顯胃腸道徵狀高血壓和心力衰竭不易控制者可提前開始透析。血肌酐數值是進行透析的主要指標，並不是唯一的指標，有時臨床徵狀更為重要。

糖尿病腎病引起的慢性腎衰，以血液透析和腹膜透析兩種方法的長期生存率相似，但明顯低於非糖尿病腎病引起者，主要死亡原因為心血管併發症。兩種方法比較，血液透析較有利於血糖的控制，但不利於心血管併發症控制，且常因血管病變，難以建立血液透析必須的動靜脈內瘻；而腹膜透析時較難控制血糖。

故老年糖尿病腎病患者，尤其是合併冠心病、腦血管疾病時通常選擇腹膜透析，而血糖較難控制時可選擇血液透析。一般情況良好，條件允許者還可考慮腎移植手術。

醫案

真武湯合麻黃連翹赤小豆湯治療糖尿病腎病

患者女性，58 歲。2003 年 9 月 10 日首診。患者糖尿病史有 20 多年。於 3 月前因勞累及感冒後出現雙下肢水腫並逐漸加重，伴全身疼痛、發熱、胸悶、尿少。遂入院入住危重病房，時測血糖 22mmol/L，診斷為糖尿病腎病，服用大量利尿藥而難以消腫，並被告知即將行血液透析治療的可能，患者擔心接受此療法，決定出院。出院後患者仍雙下肢水腫嚴重，納差。走路需要別人攙扶，腿腳腫痛越來越嚴重，隨後經朋友介紹前來求診。症見雙下肢重度指陷性水腫，胸悶，納差，惡風怕冷，腰膝酸軟，夜寐一般，小便量少，大便爛。舌質淡暗、苔薄白，脈滑數。

【診斷】消渴、水腫

【辨證】腎陽不足，風水泛濫

【治法】溫腎助陽，宣肺利水

【方藥】真武湯合麻黃連翹赤小豆湯及葶藶大棗瀉肺湯加減

製麻黃 9 克，連翹 15 克，杏仁 15 克，桑白皮 15 克，赤小豆 20 克，熟附子(先煎)15 克，白芍 15 克，葶藶子 15 克，大棗 10 枚，甘草 6 克，乾薑 10 克，茯苓 30 克。7 劑，水煎服，日服 1 劑，翻煎再服，每日 2 次

【飲食調護】避風寒；低糖、低鹽優質蛋白飲食；勿食生冷、寒涼之物；適當休息

【治療經過】服 4 劑後患者感覺胸悶減輕，尿量增多，水腫有所消退，肢體感覺輕鬆許多。覆診時自感怕冷明顯，腰膝酸軟，納眠一般，大便偏爛。舌質暗淡、苔白，脈沉。病屬腎陽虛衰，陽虛

水泛，治以溫陽利水法。經治水腫漸消，無胸悶不適，也不用服利尿藥。因已有糖尿病腎病，水腫時發，平時則以六味地黃丸合五苓散加減，有時則配合真武湯加活血化瘀藥治療，病情得以穩定。[41]

知多一點點

類固醇激素與糖尿病

- 類固醇激素對糖代謝影響很大，可致血糖升高。長期應用或單次大量應用均可誘發或加重糖尿病，這種作用通常與劑量和應用時間相關。當停用類固醇激素後，血糖通常會恢復至用藥之前的狀態。但是，如果用藥時間過長，則可能會導致糖尿病
- 非糖尿病患者使用大劑量類固醇治療時，應監測血糖至少 48 小時，根據血糖情況及時給予胰島素等藥物控制血糖
- 糖尿病患者在使用類固醇激素過程中，應嚴密監測血糖和 HbA1C。在使用類固醇激素的同時，應加強降糖治療。隨着類固醇激素劑量的改變，降糖治療應及時調整，通常以胰島素作為治療首選

腦血管病變

糖尿病性腦血管病是指由糖尿病誘發的腦血管病，在糖、脂肪和蛋白質等一系列營養物質代謝紊亂的基礎上，所產生的顱內大血管和微血管病變。臨床上主要表現為腦

動脈粥樣硬化、無徵狀性腦卒中和急性腦血管病。

糖尿病性腦血管病與非糖尿病性腦血管病在臨床類型上並無本質差別，但糖尿病性腦血管病發病機制的特異性，使其在發病年齡、發病率、臨床特點、治療及預後均有別於一般腦血管病。

表 5.20 糖尿病腦血管病常見臨床類型

• 無局灶神經系統體徵的腦血管病	• 腦血管病急性發作
• 腦動脈粥樣硬化	• 短暫性腦缺血發作
• 皮質下動脈硬化性腦病	• 腦梗死
• 無徵狀腦卒中	• 腦出血

糖尿病腦血管病的發病機制

糖尿病性腦血管病包括顱內大血管病變和顱內微血管病變。前者的主要病理學改變為動脈粥樣硬化；後者的典型病理學改變是微血管基底膜增厚、微血管瘤和微循環障礙。糖尿病會增加中風的發生主要是缺血性中風，包括小血管梗塞及大血管的栓塞。部分患者為出血性中風，其主要誘因是高血壓或腦血管破裂。

1. 西醫治療[42]

表 5.21 糖尿病腦血管病的西醫治療

血糖的控制與監測	避免血糖過高或過低
抗血小板聚集藥物	低劑量阿司匹靈，或配合雙嘧達莫，需要注意預防消化道出血及腦出血

控制血壓	主張使用 ACEI 或 ARB 類
調控血脂	使用他汀類，強化降低膽固醇
生活方式的調節	戒煙、限酒、飲食控制、適量運動、保持理想體重
對症治療	積極預防各種感染、消化道出血、電解質紊亂以及心律失常等各種併發症

2. 中醫治療

- 辨證治療

腦動脈發生粥樣硬化，可引起血管堵塞、狹窄，導致腦組織缺血、缺氧，造成部分腦組織的損害，出現相應的神經功能受損表現，統稱為缺血性腦血管病。糖尿病合併腦血管疾病，臨床上屬於“中風”等病範疇，如有神志改變者屬於中風中臟腑，如無神志改變則屬於中經絡。

臨床有虛實之分：

實證——肝陽上亢或肝陽暴亢，風痰阻絡、痰熱腑實、痰濁上蒙、瘀血阻竅等

虛證——髓海不足、氣血虧虛、肝腎陰虛，陰虛風動等

糖尿病中風後遺症期患者常有半身不遂、口歪、語言不利或失音等徵狀，須採取綜合治療並加強護理。益氣活血化瘀、豁痰開竅通腑、滋陰補腎填精等為常用治法。補陽還五湯具有改善血液流變學、抗凝、抗血栓形成、抗動脈粥樣硬化、抗腦缺血及再

灌注損傷、對抗氧自由基毒性等作用。[43] 為治療中風後遺症的常用方劑。

• **辨病治療**

現代中藥藥理研究表明，中藥可通過以下機制治療動脈粥樣硬化：

1. 通過擴張腦血管，提高灌注壓，促進側支循環的建立，改善局部腦缺氧

2. 抗血小板聚集、抗凝及抗血栓，可降低血液黏稠度，減少血栓形成及阻止纖維蛋白形成，促進纖維蛋白溶解，來達到防栓、溶栓的目的

3. 通過調整紊亂的細胞功能，修復缺血的神經元和神經膠質細胞，從而減少腦細胞死亡，改善預後

具有上述作用的中藥，如人參、黨參、川芎、丹參、銀杏、絞股藍、枳實、桃仁、益母草、葛根。另外赤芍、防己、牡丹皮、當歸、何首烏、三七、枸杞、靈芝、黃芪、全蠍等，可在辨證基礎上加以選用。

預防

• **生活方式的改變**

吸煙是缺血性腦卒中的獨立危險因素，戒煙對腦血管病的重要性不言而喻。

飲酒對中風的作用仍是有爭議的。少量飲酒有助預防中風，

但對於已經有糖尿病、高血壓等疾病的患者，此觀點不一定正確。中量到大量飲酒會增加中風風險的觀點則是明確的。

肥胖同樣是糖尿病性中風的獨立危險因素，控制飲食、保持理想體重和適當運動對糖尿病尤其肥胖患者是完全必要的。

- **藥物預防**

幾項大型臨床試驗均顯示，給予糖尿病併發缺血性中風患者動脈內溶栓後，發生出血的機會大大增加。因此，歐洲指南將糖尿病列為缺血性中風患者進行溶栓治療的相對禁忌症。[44]

糖尿病腦病

隨着醫學界對糖尿病研究的逐步深入，普遍認為糖尿病與認知障礙之間有明顯的相關性，是誘發腦退化症的一個危險因素。臨床表現為認知功能障礙、癡呆、精神性疾患等慢性腦病徵狀，常見智力減退、善忘、呆鈍少言等。其發病隱匿、進展緩慢。這種糖尿病併發的、以認知功能障礙為主的病變，現通常稱為糖尿病腦病。

糖尿病腦病這一概念雖被逐步豐富和完善，目前尚無標準定義，但基本可理解為，糖尿病引起的認知障礙和大腦的神經生理及結構改變。糖尿病腦病與糖尿病腦血管疾病在病理上有一定的關係。早在 1965 年就有學者提出糖尿病腦病的概念，[45] 目前對糖尿病腦病的研究包含了病理、影像、神經生化、神經心理及行為等多方面的內容。

發病機制

糖尿病腦病的發病機制主要包括血管性和非血管性兩大因素。兩者並不可截然分開，可能是綜合作用的後果。

血管性因素包括：血液動力學改變、血腦屏障變化、氧化應激和非酶性蛋白糖基化

非血管因素包括：突觸可塑性的改變、鈣穩態的破壞及神經發生障礙

其中血液動力學改變在糖尿病腦病的發病中起了重要的作用，其主要機制為血管內皮功能和血小板凝集功能障礙加重，導致血管內皮增殖和血漿黏稠度增加，從而出現腔隙性腦梗死及腦血栓等併發症。糖尿病腦缺血時血管的通透性明顯增加、腦血流量和腦血管表面積明顯減少，加重缺血後腦損害。

中醫治療

糖尿病性腦病屬中醫“呆證”的範疇。其主要病因病機為腎精虧損，腦髓失養；氣血不足，臟腑虛衰；思慮過度或肝鬱氣結；痰蒙清竅；瘀血阻脈等。其辨證可參考中醫呆證的辨證治療，常見證型有髓海不足、心脾兩虛、瘀血內阻及痰濁阻竅等。[46]

心臟病

糖尿病性心臟病是指糖尿病患者所合併的或併發的心臟病，是在糖、脂肪等代謝紊亂的基礎上所發生的心臟大血管、微血管及神經病變。糖尿病性心臟病包括在糖尿病基礎上併發或伴發的冠狀動脈粥樣硬化性心臟病，心臟微血管疾病、心臟自主神經病及糖尿病性心肌病等。

1、冠心病

對糖尿病患者生命構成最大威脅的是心臟和大血管病變。冠心病是糖尿病最常見的心臟併發症。高達三分之二的冠心病患者合併糖尿病或血糖調節受損。糖尿病患者罹患心血管疾病的危險是無糖尿病患者的 2~4 倍。美國心臟學會提出“糖尿病是心血管疾病”的口號，[47] 以提醒人們高度注意心血管疾病與糖尿病的密切關係。

糖尿病合併冠心病早期可能無特殊徵狀，但病情進展有時可出現不同程度的心悸、胸悶、氣短、心律不齊等徵狀。由於冠狀動脈粥樣硬化，管腔狹窄，在此基礎上，若冠狀動脈發生痙攣和血小板聚集性增高，血栓形成，導致心肌缺血缺氧發生心絞痛。患者可能感到胸口掣痛，俗稱心絞痛。痛楚可伸展到頸及手臂。冠心病是由於冠狀動脈變得狹窄或閉塞，使血液流動不良，導致心肌缺乏氧氣及營養，當血管完全閉塞時，可導致心肌缺血而壞死，因無痛性心肌梗死而猝死等。

診斷

糖尿病心臟病是糖尿病合併症的一種，臨床上也稱為糖尿病冠心病，其診斷標準與非糖尿病患者相似，但糖尿病患者無痛性心肌缺血和心肌梗死的發生率較高，應予以警惕。

糖尿病心臟病的診斷，主要根據病史，如糖尿病病史和曾發生心絞痛、心肌梗死、心律失常或心力衰竭等病史，並能排除其他原因的心肌病和心臟病者。結合臨床配合心電圖、心臟多普勒超聲或冠狀動脈造影及核磁共振顯像等必要檢查進行診斷。

根據《冠心病患者合併高血糖診斷與治療的中國專家共識》[48]：在所有的冠心病患者中，未診斷為糖尿病者，應常規進行糖耐量試驗，即測空腹血糖和口服葡萄糖後 2 小時靜脈血漿血糖。對於血糖正常者，應該一年進行一次的常規血糖檢查。

治療

主要包括一般治療，如注意勞逸結合低脂肪高纖維飲食，戒煙酒，漸進減肥，適當做有氧運動，還有進行糖尿病治療、控制高血壓等。

西醫治療

治療有非藥物治療、藥物治療和血運重建治療，其中藥物治療主要有降糖、降壓、降脂、抗血小板以及併發急性 ST 段抬高心肌梗死時靜脈溶栓治療。血運重建治療包括經皮冠狀動脈介入手術和冠狀動脈旁路搭橋手術。[49]

中醫治療

糖尿病合併冠心病多由於心血瘀阻，心脈不通所致，屬“胸痹”、“真心痛”等範疇。糖尿病合併心血管病變，既有久病多瘀的環節，又有患者情志所致的氣鬱氣滯的環節。痰氣互阻，心脈不通，或瘀熱互結，氣陰兩虛，痰濁瘀血痹阻心脈而成。有學者認為不同病情其病機不同，如輕症病機為陰陽兩虛，心絡瘀塞，心體失用；重症為腎陽虛衰，水氣上凌心肺，甚者心陽虛脱。

胸痹病機多為本虛標實之證，本虛主要為氣虛、陽虛多見；標實多為血瘀、痰濁多見，心脈痹阻是病機關鍵。急性發作期以標實表現為主，或寒凝心脈，或氣滯心胸，或痰濁閉阻，或瘀血痹阻。緩解期多表現為本虛，或心氣不足，或心陰虧損，或心陽不振。

- **辨證治療**

胸痹多表現為虛實夾雜，寒凝、氣滯、痰濁、瘀血等可相互兼雜或互相轉化，心之氣、血、陰、陽的虧虛也可相互兼見，並可合併他臟虧虛之證，病程長，病情較重；又可變生瘀血閉阻心脈、水飲凌心射肺、陽虛欲脱等危重證候。

常見證型——瘀血痹阻

【徵狀】心胸疼痛劇烈，如刺如絞，痛有定處，甚則心痛徹背，背痛徹心，或痛引肩背，伴有胸悶，可因暴怒而加重，舌質暗紅，或紫暗，有瘀斑，舌底脈絡瘀阻明顯，苔薄，脈澀或結、代、促

【治法】活血化瘀，通脈止痛

【方藥】血府逐瘀湯

由桃紅四物湯合四逆散加牛膝、桔梗組成。以桃仁、紅花、川芎、赤芍、牛膝，活血祛瘀而通血脈；柴胡、桔梗、枳殼、甘草，調氣疏肝；當歸、生地，補血調肝，活血而不耗血，理氣而不傷陰

• 辨病治療

現代藥理研究表明，抗心絞痛中藥主要可概括為以下三方面作用：

— 擴張冠狀動脈，增加冠脈流量

— 抗血小板，抗凝改善血液流變，改善微循環

— 減輕心臟負擔，降低心肌耗氧量

常見藥物有黃芪、人參、女貞子、何首烏、當歸、川芎、赤芍、三七、丹參、銀杏葉等，葛根、西洋參、紅景天等臨床上可以根據具體證型加以選用。

2、糖尿病性心肌病

糖尿病心肌病的主要病理改變是心肌微血管的內皮細胞和內膜纖維增生，毛細血管基底膜增厚，血管腔變窄，使心肌發生廣泛而持久的慢性缺血缺氧，造成心肌退行變性和廣泛的小灶性壞死，最後導致心功能減退、心臟擴大和各種心律失常。

目前糖尿病心肌病的定義為：排除心臟瓣膜病、先天性心臟病、高血壓、酒精中毒和冠心病等後，由糖尿病導致的心肌原發性代謝障礙性改變和微血管病變所引起的心臟病。糖尿病心肌病是一個複雜的過程，其發病機制包括代謝紊亂，包括葡萄糖代謝紊亂、脂肪代謝異常、心肌細胞受損、微血管病變、心肌纖維化、神經內分泌以及細胞因子的變化等都發揮了重要作用。[50]

其病理主要表現為心肌細胞病變，病程較長的糖尿病患者不論是否合併心力衰竭，心臟均有增大。可見心肌細胞肥大，肌絲扭曲，心肌內三醯甘油、膽固醇及糖原含量增加，嚴重者有局灶性壞死和纖維化，同時還有微血管病變及間質纖維化等。

診斷

早期表現為舒張型心力衰竭，患者出現活動後胸悶、氣短、運動耐力下降。當出現應激時可出現呼吸困難，須端坐呼吸，不能平臥以及有低氧血症等急性肺水腫表現。隨着病情進展，後期可出現收縮性心力衰竭。

除了高血壓、冠心病和其他已知疾病所致心肌損傷情況下，有糖尿病史，存在心臟增大、左室後壁和室間隔增厚（尤其是女性）、左心房擴大、左心功能下降、心率變異性降低及心臟自主神經病變者，均應考慮糖尿病心肌病。對該病目前尚無特異診斷方法。一些新技術，如三維超聲心動圖、組織多普勒成像技術、靜脈對比心臟超聲造影術、多普勒聲學、CT、磁共振成像、定量組織速度顯像和心肌背向散射積分等皆可參考應用。

治療

- **一般治療**：戒煙。如出現舒張功能減退者需要嚴格限制水和鹽，適當運動和注意多吸新鮮空氣
- **西醫治療**：可給予利尿劑、硝酸酯類、ACEI 及 ARB 等藥物治療。配合阿司匹靈、雙嘧達莫或噻氯吡啶等，改善血液高凝狀態
- **中醫治療**

隋代巢元方《諸病源候論》有指："消渴重，心中疼"的記載。臨床據糖尿病性心肌病主要徵狀，可歸屬為中醫"胸痹"、"心痛"、"驚悸"、"怔忡"等範疇。並認為該病的發生和發展與氣血陰陽不足、痰凝血瘀以及肝腎陰虛等密切相關。治療多以益氣養陰兼以清熱、活血、化痰為主。

知多一點點

心臟自主神經病變

1. 心率異常：主要表現有兩種，一是安靜時心動過速，二是有固定心率。固定心率比較少見，固定是相對的，指對各種刺激時心率的變化明顯比常人為少。

2. 直立性低血壓：當患者從臥位起立時，若站位的收縮壓較臥位時下降大於 30mmHg 以上，則稱為直立性低血壓。徵狀主要包括姿勢性無力、頭暈、視力障礙甚至暈厥等。

起牀三步曲

對於曾出現改變體位則表現頭暈者，尤其是血壓不穩定者，一定要遵循“起牀三步曲”指引：睡醒後 30 秒才起牀，起牀後 30 秒才站立，站立後 30 秒才行走，這方法可最大限度預防體位性低血壓及暈厥發生。[51]

糖尿病足

糖尿病足是指糖尿病患者由於合併神經病變及各種不同程度末梢血管病變，而導致下肢感染、潰瘍形成和（或）深部組織的破壞。由於此病變多發於四肢末端，因此又稱為“肢端壞疽”。糖尿病足部病變是糖尿病最可怕的嚴重併發症之一，是截肢、致殘的主要因素。糖尿病患者的截肢率約是非糖尿病患者的 25 倍。[52]

臨床表現

早期徵狀：間歇跛行，缺血，小腿及足的潰瘍，下肢麻木，感覺遲鈍、發冷、怕冷，疼痛及感覺異常，觸覺、痛覺及溫度感覺漸消失，後期則可見感染、潰瘍、壞疽等

體徵：患肢發涼皮溫降低，趾甲、足背汗毛脱落，趾甲變厚或脆薄變形，足下垂時呈現紫紅色

糖尿病的嚴重性更多地表現在其併發症。糖尿病所致的血管病變是形成併發症的基礎。在糖尿病諸多慢性併發症中，糖尿病足給患者以及社會造成的個人危害和社會負擔最甚，嚴重影響患者的生活質量。

糖尿病足發生的原因與特點

糖尿病足是一組足部病變的綜合症，不是單一徵狀，應當具備幾個要素：第一是糖尿病患者；第二是應當有足部組織營養障礙，包括潰瘍或壞疽；第三是伴有一定下肢神經、血管病變。三者缺一不可，否則不能稱為患上糖尿病足。

足潰瘍最常發生的部位為前足底，常為反覆受到機械壓力所致。由於周圍神經病變引起的保護性感覺缺失，患者感覺不到異常變化，而沒有採取預防措施，直到損傷、潰瘍甚至併發感染，而最後發生壞疽。

糖尿病足發病與糖尿病併發血管病變、神經病變、肌腱病變、感染及多種誘因有關。其病理基礎是動脈粥樣硬化、毛細血

管基膜增厚、內皮細胞增生、紅細胞變形能力下降、血小板聚積黏附力增強、血液黏稠度增加、中小動脈管腔狹窄或阻塞、微循環發生障礙，致使組織器官缺血、缺氧及同時併發神經病變等造成壞疽。[53]

表 5.22　糖尿病足發生的原因與特點

原因	特點
周圍神經病變	患者足的感覺減退或消失，足肌肉萎縮、畸形而容易受損；感覺減退導致足不能對不適應的因素進行調整，如襪子太小、鞋太小，不能感覺溫度而被燙傷等
周圍血管病變	循環不良使病足無足夠的氧和營養物質以促進潰瘍的癒合
損傷	足部畸形繼發的各種損傷或外傷等
感染	是誘發因素，經常皮膚起一個小小的水泡，就會併發局部感染，且感染難以控制

誘發因素

表 5.23　糖尿病足的常見誘因

• 剪指甲傷	• 燙傷
• 新鞋擦傷	• 凍傷
• 碰傷	• 皮膚乾裂
• 異物磨傷	• 自發水泡
• 癢抓破皮膚	

表 5.24　促進糖尿病足發生和發展的危險因素

危險因素
• 年齡，危險性隨年齡增大而增加
• 病程，如超過 10 年
• 血糖控制差
• 保護性感覺缺失
• 引起足底壓力升高的足部畸形、胼胝、關節活動度受限
• 下肢皮膚的乾燥皸裂
• 以往有足潰瘍或下肢截肢史
• 肥胖
• 吸煙
• 患糖尿病視網膜病變、嚴重腎功能衰竭、腎移植或心血管疾病病史
• 視力差，難以發現足部疾病
• 經常穿着不合適的鞋、襪，足部的衛生保健差
• 個人及社會經濟因素，如：社會經濟條件差、老年或獨居、順從性差或疏忽、缺乏教育等

資料參考 :《中國糖尿病護理及教育指南》

診斷

普遍以捫及足背動脈和（或）脛後動脈搏動來了解足部大血管病變。血管還可以做下肢血管彩色多普勒超聲檢查、X 線、CT 、核磁共振成像（MRI）和核磁共振血管成像（MRA）、動脈血管造影、經皮氧分壓測定反映微循環狀態，了解周圍動脈供血的情況。

普通局部感染跡象有紅、腫、熱、痛。糖尿病足神經病變患者這種體徵不明顯，甚至不存在。病症表現為膿性滲出、撚發音或深部的竇道，需用探針探查才能發現感染。

檢查

血管彩色多普勒超聲檢查：檢查下肢和足部血管的常用方法，可以檢測股動脈、膕動脈、脛動脈、腓動脈或者足部動脈，可以發現動脈硬化、狹窄、斑塊形成和閉塞

動脈血管造影檢查：可顯示動脈管壁內病變，如血栓、狹窄和閉塞的部位、範圍及側支循環情況，常用於截肢或血管重建術前血管病變的定位

磁共振血管造影：適用於能控制好自己身體運動的患者。在敏感性、特異性、陽性預計值和陰性預測值等方面均優於超聲多普勒，對於足部膿腫、壞死部位的定位十分精確，可有效指導臨床清創和部分截肢手術[54]

糖尿病足的分型和臨床分級

糖尿病足是以混合型為主，其次為缺血型，而單純神經型比較少見。糖尿病足病的分級是評估患者預後的重要方法，最為常用的是 Wagner 的分級方法。

表 5.25 糖尿病足 Wagner 分級標準[55]

分級	臨床表現
0 級	有發生足潰瘍危險因素的足，目前無潰瘍
1 級	表面潰瘍，臨床上無感染
2 級	較深的潰瘍，常合併軟組織炎，無膿腫或骨的感染
3 級	深度感染，伴有骨組織病變或膿腫
4 級	局限性壞疽，如趾、足跟或前足背等部位壞疽
5 級	全足壞疽

美國德克薩斯大學分類法

美國德克薩斯大學分類法逐漸被臨床應用，該分類方法評估潰瘍的深度、感染和缺血的程度。分級的程度從 1~4 級逐漸加重，而分期則指潰瘍的原因。進行潰瘍分類時需要把分級和分期結合。如患者潰瘍為 1 級 A 期則為高危患者，2 級 B 期則是有感染的淺潰瘍。任何分級的 B 級提示有感染，處於 C 期説明潰瘍的原因是缺血。深潰瘍同時存在感染和缺血（D 期）預後差。

調查證明，截肢率隨着潰瘍和分期的嚴重程度而增加。非感染、非缺血的潰瘍，隨訪期間無一例截肢；潰瘍深及骨組織，其截肢率增加 11 倍；如果感染和缺血並存，其截肢率增加近 90 倍。[56]

表 5.26　美國德克薩斯大學糖尿病足病分級、分期方法

分級（潰瘍深度）	分期（潰瘍原因）
1 級　有潰瘍史，現無潰瘍	A 期　無感染、缺血
2 級　表淺潰瘍	B 期　有皮膚感染，無膿腫或骨的感染
3 級　潰瘍深及肌腱	C 期　有缺血
4 級　潰瘍累及骨、關節	D 期　感染合併缺血

治療

1. 西醫治療

基礎治療：包括血糖、血脂和血壓的控制，良好的血糖控制是治療糖尿病足的基礎和關鍵。在糖尿病出現肢端壞疽時，必須改用胰島素控制血糖治療[57]

- 抗感染治療：應儘早進行局部創面細菌分泌物的培養，以選擇有效抗生素

- 改善血液循環及營養神經；降低高血凝、改善微循環

- 局部清創換藥，根據傷口狀況進行創面切開引流、清創、消炎、止疼。對於糖尿病足濕性壞疽的患者來說，創面處理比較費事，濕性壞疽患者易感染、出膿，而且臭味重，給護理增加了不少難度。但是對於糖尿病足來說，創面的處理是至關重要的

- 支持治療：增強體質，提高機體免疫力。糖尿病患者傷

口不易癒合，為加速癒合，食物中必須有充足的蛋白質[58]

- 控制病因：如降壓、降脂和戒煙
- 股動脈介入置管保留手術及外科治療

在全身使用抗凝劑基礎上局部使用溶栓藥物，宜少量多次給藥，增加治療過程中的安全性。對於缺血性病變，如果患者病情嚴重，則應進行血管重建手術，例如血管置換、血管成形手術或血管旁路手術等。壞疽患者和嚴重下肢血管病變疼痛難忍者一般需要截肢。血管阻塞不嚴重或無手術指徵者可以採取內科保守治療，靜脈滴注擴張血管和改善血液循環的藥物，例如丹參、川芎嗪、肝素等，口服潘生丁、阿司匹靈等。

難治性潰瘍可以通過外科手術，去除特別的骨性突出而治癒。手術的目的是減少足部畸形、改善足部外觀、減輕患者疼痛、改善血液循環、減少潰瘍形成，避免或減少截肢範圍，儘量保留功能。但是，手術治療容易出現嚴重的局部併發症，如手術處的潰瘍難以癒合等。[59]

2. 中醫治療

糖尿病足屬中醫"血痹"、"脱疽"等範疇。由於大血管病變是糖尿病足發生的病理基礎，因此早期血管病變，常伴隨血液黏稠度升高等改變，通常可按"血瘀證"治療，臨床重在活血通絡治療，處方常用桃紅四物湯等治療；患者如出現局部感染、壞疽等則屬於中醫“癰疽”範疇，則臨床根據糖尿病患者本身疾病的特點，根據不同的時間，分別採用“消”、“托”、“補”等法治療，或數法合用。

合理使用中醫治療，對改善糖尿病足的整體預後有重要的作用。香港中文大學梁秉中教授曾配製了兩個方子，一個由生地、山茱萸、山藥、牡丹皮、澤瀉、茯苓、黃芪、五味子組成，用於滋陰固腎，補氣扶正；一個由生黃芪、白朮、漢防己、制首烏、生地、菝葜組成，用於脱毒生肌。治療糖尿病足 20 多位患者，其中約 80% 可保留肢體，毋須切足手術。[60]

表 5.27　糖尿病足中醫治療舉例[61]

治法	適應症	代表方	組成
消法	糖尿病足初起併發感染，正氣尚足	仙方活命飲	穿山甲、皂角刺、當歸尾、金銀花、赤芍、乳香、沒藥、天花粉、陳皮、防風、貝母、白芷
托法	經過治療，感染難消，膿毒難除	透膿散	當歸、黃芪、炒山甲、川芎、皂角刺
補法	遷延日久，或手術後傷口無法癒合	十全大補丸	黨參、白朮、茯苓、當歸、川芎、熟地、白芍、黃芪、肉桂

醫案

溫陽活血解毒法治療糖尿病腎病併發糖尿病足

患者男性，75 歲。2010 年 8 月 3 日首診。糖尿病、高血壓病史 15 年，長期使用口服降糖藥、降壓藥等治療，未曾使用胰島素。曾出現雙下肢水腫。半年前開始左腳大拇趾皮膚發炎化膿，局部紅腫、疼痛；後逐漸趾端變黑、潰爛。長期服用西藥抗感染等治療無效，病情日重。西醫建議手術切除患趾。

現不能行走，以輪椅推入就診，左腳大拇趾皮膚發炎化膿，局部紅腫，趾端變黑，潰爛，周圍皮膚青紫，局部疼痛劇烈。納食可，大便調，夜尿 1 次。腳麻痹，足部冰冷，怕冷明顯；舌淡暗、苔薄黃，脈沉細。

【診斷】消渴，陰疽

【辨證】氣陽不足，濕毒瘀阻

【治療】益氣溫陽，清熱解毒，祛瘀通絡

【處方】溫陽活血解毒湯

製附子 (先煎)12 克，白芍藥 15 克，茯苓 15 克，當歸 10 克，川芎 10 克，丹參 15 克，金銀花 15 克，白花蛇舌草 15 克，黃芪 20 克，甘草 5 克，防風 10 克。每日 1 劑，水煎服。

【飲食調護】優質低蛋白、低脂、低鹽飲食，經常變換體位，抬高患肢，以促進靜脈回流，改善肢端的血液循環

【二診】2010 年 8 月 31 日，因患者不同意切除患趾，改行患趾局部植皮手術。兩周前住院進行局部植皮手術，上方只服了 1 劑。仍口服抗生素至明天結束療程，但手術傷口黃

色分泌物多。倦怠，仍怕冷。納食一般，大便調，夜尿 1 次。雙腳麻痹，舌淡暗，苔薄黃，脈沉細。檢查血肌酐為 150μmol/L，24 小時尿蛋白為 0.63g，血紅蛋白為 80g/L。西藥口服降糖藥等，因血糖高，西醫叮囑嚴格控制飲食

患者倦怠、怕冷、足麻痹等症為氣陽不足之證；而手術傷口流膿見黃色分泌物乃為熱毒腐肉成膿，故以上方加連翹 15 克，加強清熱解毒之功。另建議患者轉告西醫使用胰島素，加強營養配合治療。後來患者將意見轉給西醫，西醫未接受意見，仍然使用口服降糖藥，嚴格控制飲食。

【三至四診】2010 年 9 月 7 日，病情無好轉，不能行走，需要坐輪椅。2010 年 9 月 14 日，家屬提供患趾換藥時的照片展示局部再化膿，分泌物多，手腳麻痹明顯，局部疼痛甚，全身乏力，不能行走。怕冷減輕，上方去附子，黃芪加量為 30 克。仿陽和湯、仙方活命飲意加減，加熟地黃 20 克，炙麻黃 3 克，肉桂(焗服)1.5 克，鹿角膠(烊化)6 克，白芥子 6 克，乾薑 9 克，黨參 20 克；另加白芷 6 克，皂角刺 9 克，天花粉 6 克，乳香 3 克，沒藥 3 克以加強活血通絡止痛。每日 1 劑

【五至七診】2010 年 9 月 28 日，局部換藥時照片展示局部無化膿，分泌物減少，患者已能行走自如，無疼痛。至 10 月 19 日，分泌物進一步減少。納可，二便調。多汗，加浮小麥 30 克

【八診】2010 年 11 月 2 日，傷口乾爽無分泌物，一般情況良好，精神改善，體力增強，納食好，手足麻痹減輕，但仍怕冷及感足部冰冷。調整處方：製附子 (先煎)15 克，茯苓 15

克，丹參 20 克，金銀花 18 克，白花蛇舌草 30 克，白芷 10 克，赤芍 15 克，當歸尾 15 克，皂角刺 15 克，沒藥 8 克，乳香 8 克，石斛 15 克，淫羊藿 12 克，山茱萸 18 克，白朮 10 克。每周 3 劑，囑覆診

【評述】患者有糖尿病日久，已發生糖尿病腎病、慢性腎衰之併發症，同時又併發糖尿病足，臨床分級屬於三級。根據其臨床表現，屬於中醫消渴病和陰疽，主要病機為本虛標實，本虛為氣陽不足，標實為熱毒瘀阻，寒凝脈絡，肌膚失養，久而致足趾潰爛。故以益氣溫陽，清熱解毒，補血活血，祛瘀通絡為法

三診以後患者怕冷減輕，腳麻及局部疼痛仍明顯，故加強解毒、活血祛瘀通絡之力。八診後患者徵狀明顯好轉，足部傷口乾燥，無新潰爛，能行走自如。繼續治以助陽養血，活血解毒以鞏固療效，增強體質。

陽和湯出於《外科全生集》，為外科名方，其主治病機為陽虛寒凝症，與本病相符。加附子以加強溫陽散寒；加黃芪、黨參旨在加強益氣之力，共治其本。合用丹參、赤芍等以活血通絡；加金銀花、白花蛇舌草、連翹等清熱解毒，以治其標。但是上述治療止痛力不足，再仿仙方活命飲意加白芷、皂角刺、乳香、沒藥等共同組成溫陽活血解毒湯，藥後痛速減輕。惟該患者已經出現腎衰竭，故藥物用量多不宜過大。

患者糖尿病併發糖尿病腎病、腎衰，糖尿病血管病變及糖尿病足，同時胃腸功能差，病涉多臟腑，傷口難癒，一般需採取綜合治療措施。此患者糖尿病併發腎衰、糖尿病足等，為使用胰島素的適應症，如果能很好地配合胰島素治療，強化營養支持，傷口癒合應更快、更好。

3. 護理與預防

即使已有糖尿病足的危險因素存在，良好的足部護理能使多達 80% 的病人不發生足部潰瘍。[62]

防護原則

嚴重糖尿病足的治療在臨床上是非常困難的，但預防措施卻十分有效。其預防的重點在於：

- 定期檢查和識別是否有糖尿病足的高危因素
- 充分進行足的保護
- 穿合適的鞋襪
- 去除和糾正容易引起潰瘍的因素

除以上的重點外，基礎預防也不能忽視，如：

- 戒煙，需絕對禁止吸煙，因吸煙可能造成血管痙攣而加重缺血，並應避免被動吸煙
- 肥胖者應設法減輕體重
- 少吃高膽固醇及高脂肪食物
- 積極控制血糖及血壓

具體措施

- 每天洗腳，每日用溫水洗腳，洗腳時的水溫要合適，低於 37℃；[63] 洗腳前應先用手肘測水溫，以免燙傷，若手對溫度不敏感，應請家人協助。洗淨後用柔軟的乾毛巾輕輕擦乾，並適當塗抹潤膚膏。特別是腳趾之間，切忌用重力擦拭。對於乾燥的皮膚，應該使用潤滑油或護膚軟膏，但不能用在腳趾之間

• 每天洗腳後檢查足部，有沒有損傷、擦傷、水泡、腫脹、潰瘍、感染及足癬等；足部皮膚的溫度、顏色，趾甲有沒有異常；溫水洗足後及時擦乾，皮膚乾燥塗抹潤膚霜

• 注意觀察足部皮膚的顏色、溫度和濕度變化，檢查有沒有水腫、皮損、腳病、足背血管搏動、足部皮膚感覺等情況，發現異常情況，應及時就診

• 足部承受的負荷量不宜過大，不宜過度勞動、運動、行走及站立過久等

• 足部注意保暖，尤其在冬季可採用恰當的取暖方法，如穿棉襪、多雙襪子或護腳套。冬季忌用電熱墊、暖水袋、暖腳瓶、紅外線燈等暖腳，以免燙傷

• 鞋襪要講究：

許多糖尿病患者缺乏選擇和穿着合適的鞋襪的相關知識。[64] 而穿着合適的鞋子對足潰瘍的預防有重要的臨床意義，因此，在糖尿病教育中要指導患者選擇合適的鞋襪。

患者適宜選擇圓頭、厚底、繫鞋帶、面料柔軟、透氣性好的鞋子。鞋子不應過緊或過鬆，鞋子的長度要比患者的足部長 1 厘米，鞋的寬度依蹠趾關節寬度大小而定，高度應該使足趾有一定的活動空間，患者可以站起來評估一下。布鞋對足跟的保護作用不夠理想，運動鞋是比較好的選擇。患者亦可穿寬底、鬆軟的低跟或坡跟布鞋或皮鞋，但避免穿着尖頭鞋、不透氣的塑膠鞋、涼鞋或中高跟鞋，也不宜穿拖鞋外出。另外，要保持鞋的乾爽，可

有幾雙鞋輪流替換。

建議選擇在下午或晚上購買，以免因腳腫造成不適。穿着新鞋時最好穿 1~2 小時後便脫下，適應後逐漸增加穿着時間。每次都要先弄平鞋墊褶皺才穿上。外出旅行時千萬不可穿新鞋，以免新鞋不合適而磨出水泡。

穿鞋子需同時穿襪子，宜穿寬大柔軟的鞋子，並每日檢查鞋襪內是否有異物，如硬幣、石子或釘子等，避免外傷。襪子要選擇柔軟的棉線襪，切忌光腳穿鞋。襪子吸水性、透氣性要好，選擇鬆軟的棉線、羊毛襪，忌穿尼龍襪，尺碼要適中，襪腰口要寬鬆，襪子的內接縫不能太粗糙，無破洞，不要穿有鬆緊帶的襪子。每日要換洗，不要穿不平整的襪子，以防腳受壓，影響足部的血液循環。

- **避免外傷**

不要赤足行走，即使在室內都要禁止，因為有可能做成足的損傷，如擦傷、刺傷等。特別是當患者有神經病變時感覺遲鈍，容易發生意外傷害或擦傷。如果不能及時檢查足部，有可能令損傷部位合併感染。

注意正確的修剪趾甲方法，即平剪，不能剪得太深或剪傷周圍組織，剪趾甲要小心，可按時在泡腳後，趾甲變軟時才修剪。剪趾甲時不能太靠近皮膚以免損傷甲溝皮膚而導致感染，如果視力不好，應由家人幫忙處理。千萬不要自行用刀或化學藥物修剪或清除角化組織、老繭或雞眼。有腳墊的患者不要自行用剪刀削挖，要請專業人員處理。

皮膚痕癢時，避免搔破表皮，對於夜間睡覺時可能會搔癢的人士需要戴上手套或襪子。足部不能用乙醇、碘酒等刺激性大的消毒水，不貼有損皮膚的膠布。注意趾甲清潔與修剪，若腳部出現水泡、足癬及雞眼等，應避免自己在家中處理，應及時到醫院專科治療。[65]

避免切菜、削瓜果，患者經常活動的空間儘量減少不必要的物品，以免碰撞。

皮膚水泡的護理

糖尿病足水泡是誘發肢端壞疽的危險因素，容易出現在四肢末端及循環不良的部位，極易合併感染。可採用 1：5000 的高錳酸鉀液泡腳，每日 3 次，使用 1 周。保持水泡部位的清潔，可在無菌操作下抽出泡內液體。對於小水泡可用無菌紗布包紮，微循環改善後可自行吸收。水泡乾枯後形成的痂皮任其自然脱落，切勿用手剝脱。

創面處理

出現感染的創面應每天換藥，可根據膿汁菌培養選取敏感的抗生素。創面嚴重感染出現壞死現象應及時切開引流，徹底清理創面，按外科換藥處理。局部用紅外線燈照射，距離為 30~50 厘米，每日兩次，每次 15~20 分鐘。

泡腳

糖尿病患者泡腳，水溫一定要適宜，每晚泡腳對糖尿病患者來說是有益的，但需要注意如下事項：

水溫不能太熱，以 37℃以下為佳。患者應特別留意水溫的高低，因為糖尿病患者如果合併周圍神經病變時，末梢神經不能正常感知外界溫度，即使水溫很高，也可能感覺不到，易被燙傷。泡腳時可以在水中加柚子皮、橙皮、生薑、桂皮等有溫經通絡作用中藥，可促進血液循環。

局部運動療法

徒步等溫和的運動方式，對預防糖尿病足有一定的預防作用。但有針對性的局部運動也值得推薦。

1、小腿和足部的運動

宜增加糖尿病患者的小腿和足部的運動量，可每日運動 30~60 分鐘，可作甩腿、提腳跟、提腳尖、下蹲運動。抬高患肢，促進血液回流，改善下肢血液循環。[66]

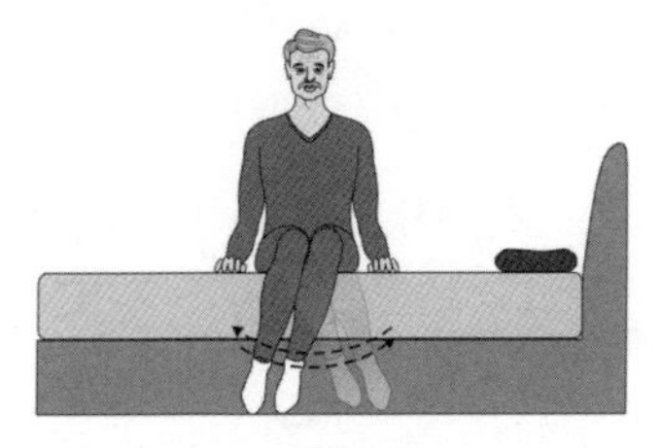

圖 5.2

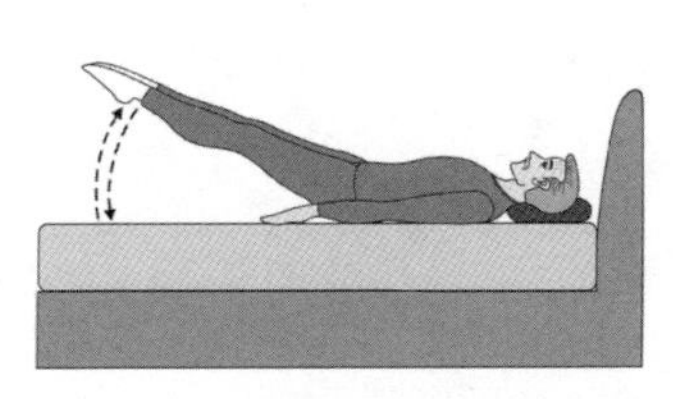

圖 5.3

2、布格鍛煉法[67]

布格鍛煉法是一套改善足部血液微循環的運動方法，可有效防止糖尿病足的發生，也可鍛煉踝關節。適合老年、有下肢血管病變、腦血管病後行動不便者及糖尿病足的患者。具體步驟如下：

1. 坐在牀邊，雙下肢垂直放在牀沿邊，雙足晃動 1 分鐘（圖 5.2）。

2. 平躺牀上，舒展下肢，抬高雙腿，保持該動作 1 分鐘，再放下雙腿（圖 5.3）。

3. 重複上述兩個動作 5~10 次。

糖尿病神經病變[68]

糖尿病神經病變是糖尿病最常見的慢性併發症之一，病變可累及中樞神經及周圍神經。糖尿病周圍神經病變則是糖尿病神經病變最常見的一種併發症。

糖尿病併發神經病變與其病程的長短及高血糖的嚴重性有關，病程越長、血糖控制越差，則神經病變情況越嚴重。糖尿病神經病變的病理主要包括兩個方面：一是營養神經的小血管病變；二是神經本身病變。糖尿病神經病變的分類法頗多，有的按照運動神經損害、感覺神經損害及自主神經損害來分類。現常按局灶或多灶性神經病變、全身對稱性多發性神經病變及自主神經病變來分類。

圖 5.4　糖尿病神經病變的分類

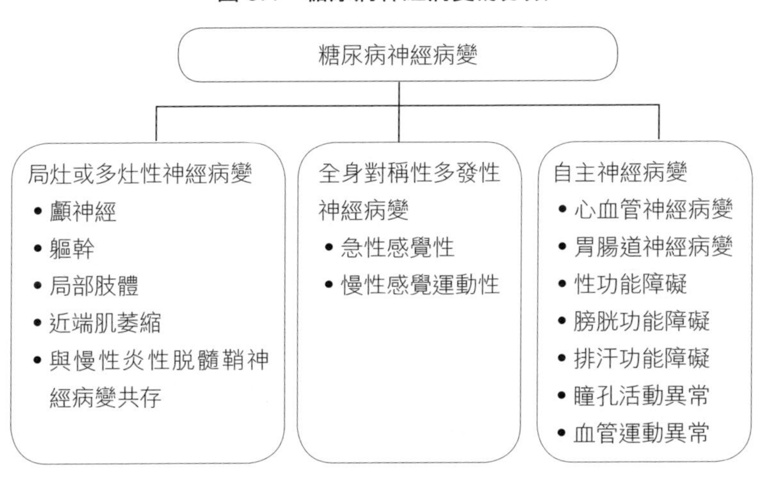

參考：2005 美國糖尿病協會《糖尿病周圍神經病變指南》

1、糖尿病周圍神經病變

- **遠端對稱性多發性神經病**

此為糖尿病周圍神經病變中最為常見的一種。屬於慢性感覺運動性病變的一種。徵狀以感覺障礙為主，從肢體遠端足趾開始，逐步向近端發展至足與小腿，呈手套襪子樣形態分佈。

感覺徵狀的表現與受累神經纖維的大小有關。如果是細小纖維，則疼痛和感覺異常是主要徵狀。疼痛可以是鈍痛、燒灼痛、刺痛、刀割痛等多種疼痛表現，大都在晚間加劇。感覺異常可表現為麻木、發冷、如蟻行蟲爬、發熱、燒灼、觸電樣等感覺，可有溫感、痛感的減退或缺失。如受累的是粗大纖維，則主要影響關節位置的感覺和震動感，可出現步態異常與站立不穩的徵狀，閉目時更為明顯，即感覺性共濟失調，患者常出現如踩棉花感或地板異樣感。由於行動不穩，容易造成跌倒、外傷甚至骨折。運動障礙如肢體遠端的無力、手與足的小肌肉萎縮。

隨着病情加重，可發生肢體遠端部位遭受各種意外損傷而全然不知，如燙傷、熱水燒傷、足部外傷引起潰瘍等。自主神經病變引起足不出汗，導致皮膚乾裂，更易誘發潰瘍發生，而足部潰瘍的繼發感染與動脈血栓形成可造成壞死和壞疽，嚴重者需要截肢。臨床上有時還可見急性疼痛性神經病變，主要發生於病情控制不良的糖尿病患者。急性發病的劇烈疼痛和痛覺過敏，有嚴重的持續性燒灼樣疼痛，足部多感覺腫脹。多發於下肢遠端，也可波及整個下肢，偶爾包括手部，常伴有消瘦而常無運動障礙。

- **對稱性運動神經病變**

包括近端對稱性運動神經病和末梢運動神經病。近端對稱性運動神經病常見於 50 歲以上的患者，徵狀多出現於糖尿病控制不良及體重減輕者，偶為糖尿病的首發徵狀。徵狀開始為腿上部不及下背部疼痛，以後逐漸出現進行性肌肉無力，以一側或雙側大腿明顯。無力可以緩慢進展達數周或數月，可致站立困難，行走蹣跚。末梢運動神經病主要表現為末梢肌肉無力。

診斷

糖尿病患者根據臨床徵狀結合必要的臨床檢查，一般可獲得確診。一般來説，所有二型糖尿病確診時和一型糖尿病確診五年後應篩查神經病變。以後至少每年篩查一次。檢查項目包括檢查針刺覺、溫度覺和振動覺及 10 克單絲刺覺和振動覺等。[69]

治療

糖尿病併發神經病變類型較多，治療的目標主要是緩解徵狀及預防神經病變的進展與惡化。

西醫治療

不同類型的神經病變其治療方法有區別，也有共同之處。如避免吸煙、糾正高血壓、高血糖、血脂紊亂等。使用血管緊張素轉換酶抑制劑、鈣通道阻滯劑等降血壓藥，根據情況使用調血脂藥、阿司匹靈、抗氧化劑，如維生素 E 等綜合治療，均有助糾正糖尿病神經病變的多種病理、生理異常；阿法硫辛酸可減少游離基介導的氧化過程，改善神經營養。已有嚴重神經病變的糖尿病患者，一般考慮胰島素治療。同時配合維生素 B1 、B12、甲基維生素 B12 等神經營養劑及必要的止痛治療。己酮可可鹼及中藥銀杏葉提取物銀杏黃酮苷等，有助改善微循環亦可選用。[70]

中醫治療

糖尿病周圍神經病變根據臨床徵狀，多按“痹證”等病辨證。其病因病機多是由於消渴病日久，陰損及陽而致陰陽兩傷，臟腑功能失調進而引起氣血運行受阻，導致氣機阻滯，濕濁內停，痰濁瘀血痹阻脈絡；或由於氣虛營弱，機體失養。

- **辨證治療**

糖尿病周圍神經病變臨床分型較多，通常可分為氣虛血瘀、陰虛血瘀、痰瘀阻絡及肝腎虧虛等證。分別治以益氣活血、養陰活血、柔肝緩急、祛痰化瘀及補益肝腎等法。處方分別可取補陽還五湯、芍藥甘草湯、四物湯及黃芪桂枝五物湯。氣陰兩虛、瘀血阻絡都是糖尿病周圍神經病變常見的證型，益氣養陰、活血通絡法是比較常用的治法，據此法所擬的處方有一定的療效，[71] 如：

【處方】太子參、生地、雞血藤、忍冬藤各 30 克，生黃芪、生石膏各 40 克；知母、麥冬、蒼朮、巴戟天各 15 克；水蛭、乳香、沒藥、地鱉蟲各 10 克；牛膝 20 克，細辛 3 克

肢體麻木疼痛常用蟲類和藤類藥物，如：

蟲類藥如僵蠶 9 克，全蠍 4.5 克，地龍 15 克，地鱉蟲 10 克，水蛭 9~15 克或蛭粉 5 克，烏梢蛇 15 克，蟅蟲 10 克等以及藤類藥物如雞血藤、海風藤、絡石藤、忍冬藤、石楠藤各 20 克等均較常用。在加減應用中，如有皮膚灼熱蟻行感常加赤芍、生地、丹皮；怕冷加附子、肉桂等。

2、糖尿病神經源性膀胱

糖尿病神經源性膀胱屬於一種糖尿病自主神經功能紊亂的疾病，以排尿困難為主要徵狀。其主要原因是由於糖尿病神經病變累及支配膀胱的副交感神經及交感神經，故引起排尿反射異常，膀胱收縮肌力減弱，以致尿瀦留及膀胱擴大。

臨床表現

糖尿病膀胱早期臨床表現不明顯，常隱匿發生或僅由尿動力學檢查發現，進行性加重。其臨床徵狀主要包括下尿路、上尿路及併發尿路感染而出現的徵狀等。

- 下尿路徵狀：尿流動力學表示早期出現膀胱感覺減退，膀胱容量增加，運動神經及逼尿肌受損使逼尿肌收縮力下降，最大尿流率降低，逐漸出現膀胱殘餘尿增多。後期出現排尿困難，尿瀦留甚至充盈性尿失禁，主要與膀胱肌力下降等因素有關
- 上尿路徵狀：長期尿瀦留的患者隨着膀胱內壓力的增高，會出現膀胱、輸尿管反流、輸尿管擴張、腎積水，加上糖尿病本身對腎臟功能的損害，導致腎功能衰竭
- 尿路感染糖尿病神經源性膀胱：患者由於糖尿病本身的影響，加之尿瀦留等原因，極易發生尿路感染，而尿路感染是常見患者死亡的原因

臨床上應除外前列腺疾病，如前列腺增生和癌是影響排尿的

常見疾病，一般通過肛診和超聲波等檢查，可初步做出鑒別診斷。

治療

合理控制飲食、適當運動、預防感染。在此基礎上，還可聯合神經營養藥物，改善括約肌功能藥物及導尿、功能鍛煉等處理。中醫辨證可參考淋證之氣淋及勞淋等。

常見證型——勞淋

【徵狀】小便不甚赤澀，但淋瀝不已，時作時止，遇勞即發，腰酸膝軟，神疲乏力，舌質淡，脈細弱

【治法】健脾益腎

【方藥】無比山藥丸

山茱萸、澤瀉、熟地、茯苓、巴戟天、牛膝、赤石脂、山藥、杜仲、菟絲子、肉蓯蓉

若腎陽虛衰，症見面色少華，畏寒怯冷，四肢欠溫，舌淡，苔薄白，脈沉細者，可合右歸丸以溫補腎陽，或用鹿角粉 3 克，分 2 次吞服。也可用金匱腎氣丸加減治療

著名中醫學專家熊曼琪教授認為，糖尿病性神經源膀胱，其病機多為氣虛及陽，氣化失職，水蓄膀胱所致。治當益氣通陽，化氣行水，應及早使用五苓散加黃芪。日久必有陰虛存在，故桂枝不可多用，應按仲景原意，只宜少量，取其辛溫助陽，化氣行水，每劑用量一般即可，多用則耗傷陰津，反而有害。[72]

針灸治療[73]

【主穴】百會、四神聰

【配穴】膀胱濕熱選加三陰交、陰陵泉、膀胱俞、中極；腎虛選加陰谷、腎俞、三焦焦俞、委陽、關元、氣海等

溫針灸治療選穴為足三里(雙)、三陰交(雙)、關元、氣海，針灸使局部得氣並向陰部傳導，將艾條插在針柄上，點燃艾條，每穴灸3壯。也有採取針刺與艾灸並用治療糖尿病神經原性膀胱，取得較好療效。如針刺陰谷、委陽、腎俞、三焦俞，隔鹽灸氣海穴等。

醫案 溫補腎陽，化濕清熱治療糖尿病尿失禁

患者女性，79歲。2012年10月18日首診。反覆尿失禁2~3個月，多方檢查膀胱、腰椎等未發現器質性改變。給予抗生素等多方治療均無效果。病情逐漸加重，目前使用紙尿片。雙膝關節疼痛，腰痛，雙下肢水腫，以下午尤為明顯，晨起則不明顯。納食可，口苦、口乾、面色欠華。大便調。舌淡暗，苔黃厚；脈弦滑。糖尿病病史已23年，有心臟病、支氣管炎病史；近來皮膚瘙癢；曾經眼底出血。

【診斷】尿失禁，痹證，消渴

【辨證】腎陽不足，濕熱

【治法】溫補腎陽，化濕清熱

【方藥】製附子(先煎)10克，製山茱萸10克，茯苓15克，澤瀉10克，白花蛇舌草30克，連翹15克，蒲公英15克，

桂枝 10 克，鹽杜仲 12 克，桑螵蛸 15 克，益智仁 30 克，甘草 5 克，狗脊 10 克，炒骨碎補 15 克，每日 1 劑，翻煎再服

【二～五診】2012 年 10 月 22 日，病人徵狀基本如前，仍尿失禁，使用紙尿片。雙膝關節疼痛明顯。納食可，口乾，大便調，腰痛，面色差，舌淡暗，苔少。脈弦滑。如上方加五味子 10 克，每日 1 劑。2012 年 12 月 19 日，雙下肢水腫、雙膝關節疼痛明顯減輕。白天尿失禁情況好轉，晚上尿失禁次數明顯減少，由原來每晚都有尿失禁轉為每周約有兩次左右。口乾，納食可，大便偏硬難排，乏氣，腰痛，面色差，舌淡暗，苔少。脈弦滑。檢查空腹血糖達到 8.6mmol/L

【調整處方】益智仁 20 克，炒骨碎補 15 克，鬼箭羽 30 克，火麻仁 18 克，麥冬 15 克，生、熟地黃各 25 克，製何首烏 10 克，玄參 10 克，寬根藤 15 克，伸筋草 25 克 ，首烏藤 25 克，製山茱萸 12 克，製巴戟 10 克，茯苓 30 克，製附子 (先煎)12 克，甘草 5 克，千年健 15 克，每周 5 劑

【十診】2013 年 1 月 21 日，因外感前來就診，指上次服用 2 劑後晝夜均無尿失禁，無需使用紙尿片。諮詢下一步服藥情況，叮囑現服外感中藥，待外感癒後再每周服用上藥 2 劑以鞏固療效，平時則每 4~6 周覆診 1 次

【評述】患者的糖尿病病史已有 20 多年，近來出現反覆尿失禁，經檢查無其他器質性病變。結合病史，考慮為糖尿病神經源性膀胱病變，屬於膀胱括約肌失控引起尿失禁。中醫四診合參，病機為腎陽不足，濕熱內阻，屬本虛標實。治以溫補腎陽，化濕清熱，惟腎陰陽互根，溫腎陽時當顧及陰中求陽，故加入生、熟地等以滋養腎陰，藥證相符療效可見

3、胃輕癱

糖尿病性胃輕癱又稱糖尿病性胃瀦留或胃麻痹。主要表現為胃蠕動減少，排空延遲，甚至胃酸分泌減少，黏膜萎縮，可有上腹脹滿、痞悶、疼痛，伴有頑固性噁心、嘔吐等徵狀。

糖尿病性胃輕癱的發病機制目前尚不明確，主要是認為與自主神經病變、高血糖、胃腸道功能失調及胃腸道激素失調等因素造成胃收縮力、胃運動功能減弱、胃排空延遲。[74]

西醫治療

通常使用胃動力藥物，服用該類藥物必須定時，應在餐前半小時左右服藥，使其血藥濃度在進食時已達高峰。

糖尿病性胃輕癱需要至少 3 個月甚至超過 1 年的長時間服用胃動力藥，其中胃複安和嗎丁啉的副作用較大，難以長期堅持治療。西沙必利對胃排空的作用比胃複安強，糖尿病患者常伴有便秘，而西沙必利又是用於全消化道的促動力藥物，因此它是目前治療糖尿病性胃輕癱的主要藥物。

中醫治療

糖尿病性胃輕癱屬於中醫之痞滿、胃痞範圍。主要病機為中焦氣機不利，脾胃升降功能失調所導致。胃痞臨床分型通常分為飲食停滯證、痰濕中阻證、濕熱阻胃證、肝胃不和證、脾胃虛弱證、胃陰不足證等六種證型。

臨床上脾胃虛弱證頗為常見，症見胃脘痞悶，食慾不振，倦態乏力，大便溏薄，舌淡，脈緩或濡緩。這些情況屬於胃腸動力功能紊亂的表現，可治以溫中健脾，和中降逆。處方可選用具有胃腸動力調節作用的中藥，如：木香、烏藥、小茴香、雞內金等，具有胃動力促進作用；山藥、砂仁、柴胡、大腹皮、檳榔等，具有腸動力促進作用。臨床上在辨證施治的基礎上結合胃腸動力理論，治療糖尿病併發胃輕癱有較好的效果。[75] 也可選香砂六君子湯。

4、便秘

糖尿病患者併發習慣性便秘頗為常見。習慣性便秘表現為便次減少，2~3 天以上 1 次，甚至 1 周 1 次或半個月 1 次，糞質堅硬，排便困難，伴隨有各種不舒適的感覺；有些患者雖然大便並不堅硬，但欲解不能或艱澀不暢，經過檢查，腸道、肛門沒有器質性病變。

糖尿病病人發生便秘的相關因素，是因為糞便在腸腔滯留過久，大量水分被腸壁吸收，致使糞便乾燥、堅硬，正常排便的規律消失。其次還包括飲食因素，如進食量少或食物過於精細，食物殘渣相對減少，故大便量也減少，不能有效刺激腸蠕動。另外與血糖因素、神經病變、缺乏身體鍛煉、精神心理、排便習慣及藥物影響等因素有關。

治療

中醫治療糖尿病合併便秘有較好的療效，而原發病本身的治療、合理運動，配合科學合理的排便、飲食和生活習慣，對治療習慣性便秘十分重要。同時還要避免服用可導致便秘的藥物，不可濫用刺激性瀉藥。

- **辨證治療**

便秘是大腸傳導功能失常造成的。中醫可分為熱秘、氣秘、冷秘和虛秘；而虛秘又分成氣虛秘、陰虛秘；冷秘屬於陽虛等。其中為氣虛和陰虛便秘最為常見。

對於糖尿病合併便秘屬於氣陰虧虛、燥熱傷津者，益氣養陰，潤燥清熱是主要治法。筆者通常使用增液湯合黃芪湯加減治療。處方為玄參 10 克，麥冬 15 克，地黃 30 克，黨參 30 克，黃芪 30 克，當歸、白芍、火麻仁各 20 克，厚樸 10 克。

- **飲食治療**

糖尿病併發便秘時配合飲食治療通常可更快地取得更好的效果。多飲水，注意飲食搭配，增加食物的種類，多食富含纖維的食物，以增加腸蠕動。禁忌過食辛辣、燥熱的食物，如辣椒、胡椒等。少吃葷腥厚味食物，如無水腫、高血壓等情況，可適當多飲水，保證每天飲水 2000 毫升以上。每日早晚各飲 1 杯約

300~500 毫升溫開水，能增強胃腸蠕動，有利於體內代謝產物的排出，防止便秘。

海參為清補食物，既能滋陰潤燥，又能養血通便。如《藥性考》中說，海參“降火滋腎，通腸潤燥”，並介紹“治虛火燥結：海參、木耳、入豬大腸煮食”。所以，對腸燥便秘，或血虛便秘，或年老體弱便秘者，食之頗宜。

對於老人便秘，可服用首烏汁，每次 1 小杯，每日 1~2 次，飯後 1 小時服用，亦可每次用首烏 1 兩，配合各種肉類煲湯飲用。

預防

- **養成良好排便習慣**
- **適當運動**

臥牀病人應進行腹部按摩、仰臥、全身放鬆，可主動或被動操作，將一隻手掌放在肚臍正上方，用拇指與四指指腹從右至左順時針按摩，以促進腸蠕動，促進排便。

- **自我縮肛療法**

對糖尿病病人便秘，尤其是年老體弱的患者，採用自我縮肛療法預防，可以達到理想的效果。因為通過肛門的節律性收縮運動，刺激腸壁感覺神經末梢，使直腸運動加強，產生便意。方法是患者每日晨起及夜間入睡前，作下蹲大便姿勢，身體略前傾，以每分鐘 50 次左右的速度，進行肛門有規律的收縮運動 150 次，每次 3~4 分鐘，2 個月為一療程。[76]

此外良好的飲食習慣，如多飲水，多吃蔬菜，少吃煎炸熱氣食物以及保持精神愉快、心情舒暢的樂觀心態等，對預防糖尿病合併便秘均有重要作用。

5、陽痿

陽痿即陰莖勃起功能障礙，指過去三個月中，陰莖持續不能達到和維持足夠的勃起，以進行滿意的性生活。一般認為，隨着年齡增加，血清雄激素水平明顯降低可能是其直接原因。另外，陰莖白膜和海綿體的結構發生改變，可能導致阻止靜脈血回流能力的下降；糖尿病，尤其是糖尿病合併心腦血管疾病、高血壓等以及治療這些疾病的藥物，可在不同程度上損害陰莖的勃起功能。

治療

控制血糖、血壓、血脂、膽固醇水平，避免吸煙，進行適量運動。如為心理因素，應該了解原因所在，與伴侶溝通或作心理輔導。必要時合理用藥，但切勿胡亂服藥。在無明顯禁忌症，如：最近 6 個月內發生過心肌梗死、中風或危及嚴重的心律失常；心衰或引起不穩定型心絞痛；靜止時高血壓及嚴重腎損害等情況下，可以考慮使用萬艾可等藥。

中醫常見的證型有命門火衰、心脾受損、恐懼傷腎、肝鬱不舒、濕熱下注等。其中，命門火衰型頗為常見，而複合型的更為多見。

常見證型——命門火衰型

【徵狀】陽事不舉，精薄清冷，陰囊陰莖冰涼冷縮，或局部冷濕，腰酸膝軟，頭暈耳鳴，畏寒肢冷，精神萎靡，面色㿠白，舌淡，苔薄白，脈沉細，右尺尤甚

【治法】溫腎壯陽，滋腎填精

【方藥】右歸丸合贊育丹

【常用藥物】熟地黃、淮山藥、枸杞子、菟絲子、杜仲、鹿角膠、山茱萸、當歸、附子、肉桂等

糖尿病常合併精神抑鬱，即中醫所說的肝鬱，因此配合疏肝治療也十分重要。

臨床還可在辨證基礎上加用如下相應藥物：具有促進性腺功能的中藥大多為補腎、益精、助陽的中藥，如鹿茸、淫羊藿、仙茅、菟絲子、蛇牀子、海馬、海龍、蛤蚧、紫河車、巴戟天、肉蓯蓉、蒺藜等對性腺功能有促進作用。其他如人參、紫河車、刺五加、小茴香等亦有類似的促性腺功能。研究表明，助陽中藥，如附子、肉桂、淫羊藿、肉蓯蓉等對正常雄性大鼠的血皮質酮均有提高作用，並以肉蓯蓉最為顯著。[77]

骨質疏鬆

糖尿病患者相對於同性別、同年齡的正常人羣，其骨質疏鬆發病率較高。糖尿病性骨質疏鬆是指糖尿病併發骨量減少，骨組織顯微結構受損，骨脆性增加，易發骨折的一種全身性代謝性骨病。臨床上不論一型或二型糖尿病患者都經常性地發生骨礦含量減少、骨密度降低及出現各種骨質疏鬆症的臨床徵狀，嚴重時，甚至可導致病理性骨折。

發病原因

糖尿病性骨質疏鬆症的發病機制尚未完全闡明，一般認為與性別、年齡、糖尿病病程、體質、營養狀況、種族及遺傳等因素有關。

高血糖導致滲透性利尿、使鈣磷從尿中流失，成骨作用減弱，併發糖尿病腎病時活性 D_3 合成，減少影響鈣從腸道中吸收。糖尿病合併神經、血管病變時會影響骨的營養。患有原發性絕經期後，骨質疏鬆和老年性骨質疏鬆者，如再患上糖尿病則骨質疏鬆情況可能更加嚴重。胰島素不足和（或）敏感性低下、肥胖、胰島素樣生長因子 -1（IGF-1）缺乏、高血糖、骨鈣素的影響及性激素水平降低等，均可能與糖尿病骨質疏鬆有關。[78]

臨床表現

• 腰背疼痛、腿抽筋

• 身高減少、駝背

• 骨折，其中以髖部骨折最為嚴重

• 呼吸功能下降，胸、腰椎壓縮性骨折，脊椎後彎，胸廓畸形，可使肺活量和最大換氣量顯著減少

• 明確診斷則根據臨床徵狀及必要的檢查，如骨密度等檢查作為參考

預防

糖尿病患者容易併發骨質疏鬆，但並非不可預防：

• 首先是控制血糖，血糖控制越好，骨質疏鬆症患病率越低

• 減體重

• 補充含鈣量高的食物，要求食物多樣化，平衡膳食、均衡營養

• 可適當補充牛奶、大豆、雞蛋、魚等。注意避免同時吃大量菠菜、莧菜等草酸含量高的食物，以免影響人體對鈣的吸收

• 堅持適量運動，如慢跑、步行、太極拳及體操訓練，在陽光下活動有助於鈣的吸收，老年患者要特別注意，運動中要防止跌倒而引起骨折

• 戒煙、戒酒

• 避免大量飲茶及咖啡，會使尿鈣排泄增加，骨鈣溶出，骨

量降低，出現骨質疏鬆

- 積極改善居家環境，指導防跌要項，減少骨折的發生
- 定期進行骨密度測定，監測血鈣、尿鈣、骨生化指標等

治療

西醫治療主要是在控制血糖的基礎上，配合骨質疏鬆的治療，主要藥物有鈣劑配合活性維生素 D、降鈣素、鮭魚降鈣素及其他雙膦酸鹽性激素等。

糖尿病性骨質疏鬆症屬中醫“骨痿”、“骨痹”等範疇。《黃帝內經》記載：“腎主骨，生髓”；“腎脂枯不長為骨痹”，“骨枯而髓減為骨痿”。腎虛、脾虛以及在此基礎上導致血瘀證是消渴並骨痿的病機關鍵。肝腎不足，寒濕亦為其重要病機。

糖尿病合併骨質疏鬆症可按消渴及痹證進行辨證。治療應標本兼顧，在注重補腎、健脾、養血、益精、生髓等扶正的同時，兼施散寒除濕、行氣活血、祛瘀止痛等祛邪之法。如表現為肝腎不足、氣血虧虛者，可用獨活寄生湯、六味地黃湯等加減，並可酌加補骨脂、骨碎補、杜仲、狗脊、鹿角膠、透骨草、黃芪、熟地黃、丹參、地鱉蟲、紅景天、三七、懷牛膝、淫羊藿等。

現代藥理研究表明山茱萸、蛇牀子、黃芪、淫羊藿、補骨脂、骨碎補、葛根、續斷、紅景天、女貞子、杜仲葉及黃豆等可從不同的機制改善骨質疏鬆症。[79]

糖尿病性皮膚瘙癢症

糖尿病患者可出現多種皮膚病變，可見於糖尿病的各個時期。發病機制複雜，多由微血管病變、神經病變和感染等因素單獨或相互作用而引起。糖尿病性皮膚瘙癢症是指糖尿病患者無皮膚原發性損害，而以皮膚瘙癢為主要臨床表現的皮膚病，嚴重者可出現抓痕、血痂、皮膚肥厚和苔蘚樣變。

表 5.28　糖尿病性皮膚病變的常見類型

糖尿病性皮膚瘙癢症
皮膚感染
糖尿病性大泡
類脂質漸進性壞死
脛前色素斑
糖尿病皮病

採取積極措施治療糖尿病，避免包括飲食、環境的不良刺激。西藥可口服抗組胺藥物及鎮靜催眠藥，外用爐甘石洗劑、皮質類固醇激素軟膏或霜劑。物理療法如紫外線照射、礦泉浴等。

辨證治療

糖尿病合併皮膚瘙癢症屬中醫“風瘙癢”範疇。其病因多為風、濕、熱。根據性質的不同，可將風分為外風與內風，外風可伴見濕、熱，即風濕、風熱；內風又分陰虛生風、血虛生風與血瘀生風三種形式。本病可以泛發全身，也可以局限於某些部位，最常見的如肛門、外陰等。瘙癢最初局限於一處，繼而逐漸擴大至身體大部或全身。初病以實證為主，久多為虛、為瘀。

辨證論治是中醫治療糖尿病皮膚瘙癢症的主要措施。常見類型有風熱久鬱證、血熱生風證、陰虛血燥證等。

證型舉例

常見證型——陰虛血燥型

【徵狀】皮膚乾燥，瘙癢，抓痕，血痕滿佈，舌紅苔薄或少，脈弦細

【治法】養血潤燥，消風止癢

【方藥】當歸飲子加減

當歸 6 克，白芍 10 克，生地黃 10 克，白蒺藜 15 克，荊芥 9 克，何首烏 15 克，黃芪 18 克，甘草 3 克

臨床上還可見到下焦濕熱證、瘀血阻滯證等，可分別給予清熱利濕、活血化瘀，消風止癢等法治療。氣陰兩虛型臨床也頗常見，症見瘙癢，皮膚乾燥，舌淡，少苔，脈細。治以益氣養陰、養血通絡、祛風止癢。參考處方：黃芪 15 克，生地 15 克，山藥 12 克，蒼朮 10 克，白蒺藜 15 克，地膚子 10 克，白鮮皮 10 克，防風 6 克，地龍 10 克，土茯苓 40 克，蟬蛻 6 克，丹參 15 克，丹皮 10 克，烏梢蛇 10 克。每劑藥水煎兩次，早晚各服 1 次，4 周為一個療程。[80]

知多一點點

脛前色素斑

脛前色素斑是糖尿病具有特徵性的皮膚病變，也叫糖尿病性皮病。男性多於女性，病程長及有神經病變者更易發生。其原因是在糖尿病微血管病變，導致皮膚慢性營養障礙的基礎上，由輕微外傷所致的修復反應。由於下肢循環障礙較上肢明顯，且易受外傷，故病變多見於脛前。

患者常訴於蟲咬、燙傷或碰撞後發病，或無明確誘因。開始見平頂、圓或橢圓形的暗紅色丘疹，直徑約 0.5~1 厘米，呈疏散或集中出現。皮損約經 1 年左右自然消退，留下圓形、橢圓形或不規則形狀的表皮萎縮伴色素沉着斑，皮損可單發或成羣發生，無自覺徵狀，不隨血糖變動而變化。

治療方面應積極控制血糖，並加強調脂、降低血黏度。中醫病機多為局部氣血失和，凝滯不通，肌膚失養。治以益氣養血通絡。

【參考處方】桃紅四物湯加減，藥用當歸 10 克，川芎 10 克，赤芍 10 克，桃仁 10 克，紅花 10 克，雞血藤 15 克，桂枝 10 克，黃芪 30 克

【外敷】紅花、當歸各 60 克，白酒 500 毫升，浸泡 2 周，取汁塗抹並按摩患處，每日 2 次

護理對於防治糖尿病皮膚頗為重要，如避免外傷及蟲咬；經常活動下肢，避免久坐或站立不動，配合局部按摩，促進局部血液循環等。

糖尿病性肝病

某些肝病可導致糖尿病，而糖尿病又會引起肝病，兩者互為因果。糖尿病性肝病主要指糖尿病基礎上所導致的肝病，以及因為肝病而產生的糖尿病。此外還包括與糖尿病本身無直接關係的肝病，如糖尿病合併病毒性肝炎以及糖尿病合併藥物性肝損害等。

糖尿病患者的肝臟相關併發症，常見於非酒精性肝脂肪病（nonalcoholic fatty liver disease, NAFLD）。非酒精性肝脂肪病既是糖尿病患者肝臟功能受損的初期表現，同時也被認為是代謝綜合症的肝臟表現。[81] 糖尿病合併高甘油三酯血症以及存在代謝綜合症，是導致肝臟酶學異常的獨立危險因素。

肝臟具有強大的功能儲備，罹患非酒精性肝脂肪病的患者，在相當長時間內，肝臟功能損害可以沒有顯著的臨床表現，因此易受忽略。這提示，對糖尿病患者尤其是合併超重、血脂異常的患者，應密切關注其肝功能變化。

糖尿病性肝病的臨床與病理特點

病理組織學及超微結構的研究顯示，糖尿病人的肝臟病變中存在着肝纖維化。糖尿病引起的肝臟損害主要有以下表現：

- 肝糖原沉積
- 脂肪肝

- 肝硬化
- 非特異性的細胞變性如肝細胞水腫、嗜酸性病變等微血管病變、脂肪肉芽腫等改變

糖尿病的肝臟病變不僅存在肝纖維化，且有進展為肝硬化的可能。

診斷

長期飲酒的糖尿病患者，如果長期乏力、消化不良、肝區隱痛、肝脾腫大又具有體重超標和（或）內臟性肥胖、高血壓、代謝綜合症等相關表現，應及時進行有關肝臟檢查以明確診斷。如有肝功能受損或肝臟影像學表現，符合彌漫性脂肪肝的影像學診斷標準，或肝活體組織檢查組織學改變符合脂肪性肝病的病理學診斷標準，則可確定糖尿病併發非酒精性脂肪肝的可能。[82]

治療

西醫治療

非酒精性脂肪肝發病機制比較複雜，目前尚沒有明確有效的治療方案。所以對非酒精性脂肪肝治療應着眼於多個方面，針對非酒精性脂肪肝的危險因素進行多重干預治療。

- 積極治療糖尿病及調脂治療，使糖和脂肪的代謝恢復正常。一般來説飲食以高蛋白、高纖維素及易消化食物為主
- 加強護肝，如補充充分的維生素 B 和維生素 C 等

- 合理運動及減肥

- 抗纖維化治療，包括使用胰島素、抗氧化劑、細胞因子調節劑及血管活性調節劑及中藥苦參等[83]

- 抗氧化治療，非酒精性脂肪肝和糖尿病患者存在明顯的脂質過氧化，在非酒精性脂肪肝向肝硬化的轉變中起着重要作用。可試用維生素 E 抗氧化治療，但大劑量的維生素 E 會增加心衰竭風險，因此要注意應小劑量應用[84]

中醫治療

糖尿病合併脂肪肝多因進食肥甘厚味、過度肥胖、嗜酒過度，或感受濕熱疫毒或情志不暢，損傷肝脾致脾胃運化失職，痰濁內生，留而成瘀，痰瘀互結而成。

辨證多屬本虛標實，疏肝健脾、化痰利濕、滋養肝腎、活血化瘀等為其主要治法。常用處方有二陳湯、逍遙散、小柴胡湯、四逆散、一貫煎、六味地黃丸、桃紅四物湯、血府逐瘀湯等常可用於脂肪肝的辨證治療。還可在此基礎上辨病施藥，如加何首烏、丹參、澤瀉、決明子、山楂等。

註

1 許穎，張波：〈動脈粥樣硬化相關血漿炎性標記物的研究現狀〉，《國外醫學・衛生學分冊》，2008 年，35(1)，頁 60~63。

2 齊國先，李學淵：〈高血壓合併糖尿病的降壓策略〉，《中國實用內科雜誌》，2009 年，29(9)，頁 795~797。

3 Aram V. Chobanian, George L. Bakris, Henry R. Black, et al., Seventh Report of the

Joint National Committee on Prevention, Detection, Evaluation and Treatment of High Blood Pressure, *Hypertension*, 2009, 6, pp1211~1213.

[4] UKPDS Group, "UK Prospective diabetes study 38: tight blood pressure control and risk of macrovascular and microvascular complications in type 2 diabetes", *BMJ*, 1998, 317, pp703~713.

[5] Chabanian AV, Bakris GL, Black HR, et a1., The Seventh Report of the Joint National Committee on Prevention, Detection, Evaluation and Treatment of High Blood Pressure, *JAMA*, 2003, 2899(19), pp2560~2572.

[6] 廖志紅，余斌傑：〈二型糖尿病患者脂代謝紊亂及其與血糖控制的關係〉，《中華內分泌代謝雜誌》，1998 年，14(4)，頁 277。

[7] 中國成人血脂異常防治指南制定聯合委員會：〈中國成人血脂異常防治指南〉，《中華心血管病雜誌》，2007 年，35(5)，頁 390~419。

[8] 鄧正照，錢榮立：〈糖尿病脂代謝異常與治療〉，《中國糖尿病雜誌》，2001 年，9(4)，頁 251~254。

[9] 張力輝，王綿，殷立新：《糖尿病及其併發症的臨床用藥》（北京：人民衛生出版社，2010 年 5 月第 1 版），頁 160~176。

[10] 黃春林：〈降血脂及抗動脈粥樣硬化藥〉，載於黃春林、朱曉新主編，《中藥藥理與臨床手冊》（北京：人民衛生出版社，2006 年 12 月第 1 版），頁 320~321。

[11] 許海燕，項志敏，陸宗良：〈中國成人血脂異常防治指南（2007）概要與解讀〉，《中華老年心腦血管病雜誌》，2008 年 3 月第 10 卷第 3 期，頁 238~240。

[12] Manders RJ, Koopman R, Beelen M., "The muscle protein syntheticresponse to carbohydrate and protein ingestion is not impaired inmen with longstanding type 2 diabetes", *J Nutr*, 2008, 138(6), pp1079~1085.

[13] Dixon JB, zimmet P, Alberti KG, et al., "Bariatric surgery: an IDF statement for obese type 2 diabetes", *Diabet Med*, 2011, 28, pp628~642.

[14] 中華醫學會糖尿病學分會、中華醫學會外科學分會：〈手術治療糖尿病專家共識〉，《中華糖尿病雜誌》，2011 年，3(3)，頁 205~208。

[15] 張佩青：《國醫大師張琪》（北京：中國醫藥科技出版社，2011 年 9 月第 1 版），頁 210~212。

[16] 辛金鐘，施紅：〈益氣養陰活血法防治二型糖尿病胰島素抵抗的研究進展〉，《中國中醫藥現代遠程教育》，2009 年第 7 卷第 12 期，頁 308~309。

[17] 徐邵華，趙忠岩：〈糖尿病患者血液流變學的檢測分析〉，《吉林醫學》，2009 年 10 月第 30 卷第 19 期，頁 2250~2251。

[18] 何豔綜述：〈糖尿病合併血栓及血栓栓塞性疾病的研究進展〉，《實用醫院臨床雜誌》，2012 年，9(1)，頁 139~145。

[19] 錢春，郭宏敏：〈中醫藥治療糖尿病血瘀證研究進展〉，《實用中醫內科雜誌》，

2009 年第 23 卷第 2 期，頁 24~25。

[20] 洪昭光：《不生病的生活方式》(北京：中國盲文出版社，2009 年 2 月第 2 版)，頁 15~16。

[21] 李美花，方金女綜述：〈高尿酸血症的影響因素研究進展〉，《延邊大學醫學學報》，2010 年，33(1)，頁 75。

[22] Edwards NL., "Treatment-failure gout: a moving target", *Arthritis Rheum*, 2008, 58, pp2587~2590.

[23] 中華醫學會風濕病分會：〈原發性痛風診治指南（草案)〉，《中華風濕病學雜誌》，2004 年，8(3)，頁 178~181。

[24] 徐大基：〈高尿酸血症性腎病〉，載於黃春林、楊霓芝主編，《心腎疾病臨證證治》(廣東：廣東人民出版社，2000 年 3 月第 1 版)，頁 323~330。

[25] Ciulla TA, Amador AG, ZirmanB, "Diabetic retinopathy and diabetic macular edema pathophysioIogy careening and novel therapies", *Diabetes Care*, 2003, 26(9), pp2653~2664.

[26] Wu CR, Ma ZZ, Hu LN et al., "Analysis of systemic factor Associated with diabetic retinopathy", *Im J Ophthal* (*Guoji Yanke Zazhi*), 2007(4), pp1056~1059.

[27] 閆俊茹、魏菁：〈早期糖尿病視網膜病變進展的危險因素〉，《臨床眼科雜誌》，2009 年，17(6)，頁 502~505。

[28] Yamada T, Sato A, Nishimori T et al., "Importance of hyper coagulability over hyperglycemia for vascular complication in type 2 diabetes", *Diabetes Res Clin Ract*, 2000, 49(1), pp23~31.

[29] Liu LJ, Liu W, Wang Y, "Effects of laser photocoagulation combined with lecithin-bound iodine and herbal in treating diabetic macular edma, *Int J Ophthalmol* (*Guoji Yanke Zazhi*), 2008:8(4), pp820~821.

[30] 王雪燕：〈糖尿病視網膜病變的激光療效觀察〉，《醫學臨床研究》，2010 年，27(11)，頁 2016~2018。

[31] 黎曉新：〈糖尿病視網膜病變的防治策略〉，《中華眼科雜誌》，2008 年，44(1)，頁 6~8。

[32] 師自安、張堯貞：〈糖尿病與眼部疾病〉，載於遲家敏主編，《實用糖尿病學》(北京：人民衛生出版社，2010 年第 3 版)，頁 493~510。

[33] 晉亞楠、金清、鄧亞飛等：〈糖尿病視網膜病變的中藥治療及方藥篩選〉，《中國醫藥指南》，2010 年，8(3)，頁 36~38。

[34] 斐景春：《中醫五官科學》(北京：中國中醫藥出版社，2009 年)，頁 106~109。

[35] 劉文華，廖品正：〈糖尿病視網膜病變的病因及分型論治探討〉，《國醫論壇》，2001 年，16(3)，頁 15~16。

[36] 中華醫學會糖尿病學分會：《中國二型糖尿病 防治指南》(北京：北京大學醫學

出版社，2011 年 9 月第 1 版），頁 59。

[37] 張佩青：《國醫大師張琪》（北京：中國醫藥科技出版社，2011 年 9 月第 1 版），頁 180。

[38] 楊霓芝、李芳、徐大基等：〈糖尿病腎病分期辨證治療的探討〉，《遼寧中醫雜誌》，1999 年，26(1)，頁 16~17。

[39] 王戰健、王書暢：〈冬蟲夏草治療糖尿病腎病的作用機制研究進展〉，《中國中西醫結合腎病雜誌》，2008 年 1 月第 9 卷第 1 期，頁 88~90。

[40] 趙鑫、郭兆安：〈運用雷公藤多苷治療糖尿病腎病的研究進展〉，《中國中西醫結合腎病雜誌》，2009 年，10(5)，頁 463~464。

[41] 徐大基：中央電視台《中華醫藥》欄目《東方之珠・十年藥香》，徐大基訪談錄，2007 年。

[42] 周厚廣、董強、胡仁明：〈糖尿病性腦血管病的研究進展〉，《中國腦血管病雜誌》，2009 年，6(1)，頁 49~53。

[43] 錢瑛、裘呂林：〈補陽還五湯治療缺血性中風的臨床及實驗研究近況〉，《浙江中西醫結合雜誌》，2008 年，18(3)，頁 195~197。

[44] Hacke W, Albers G, AI-Rawi Y et al., "The Desmoteplase in Acute Ischemic Stroke Trial(DIAS): a phase II MRI-based 9-hour window acute stroke thrombolysis trial with intravenous desmoteplase", *Stroke*, 2005, 36(1), pp66~73.

[45] Gispen WH., Biessels GJ., "Cognition and synaptic plasticity in diabetes mellitus", *Trends Neurosci*, 2000, 23(11), pp542~549.

[46] 周仲瑛：《中醫內科學》（北京：中國中醫藥出版社，2003 年 1 月第 1 版），頁 182~185。

[47] Grundy SM, Ben Jamin IJ, Burke GL et al., "Diabetes and cardiovascular disease: a statement for healthcare professionals from the American Heart Association", *Circulation*, 1999, 100, pp1134~1146.

[48] 胡大一主編：《心血管疾病防治中國專家共識》，（北京：人民衛生出版社，2006 年 11 月第 1 版），頁 1~15。

[49] 唐振媚：〈糖尿病合併冠狀動脈粥樣硬化性心臟病治療研究進展〉，《醫學綜述》，2009 年，15(6)，頁 892~895。

[50] 喬旭柏、楊重慶、劉冬戈：〈糖尿病心肌病的病理及發病機制研究進展〉，《中國心血管雜誌》，2009 年，14(5)，頁 404~406。

[51] 洪安、詹燕、于淑芬等：〈老年人跌倒的預防〉，《中華護理雜誌》，2002 年，37(2)，頁 143。

[52] 許樟榮：〈糖尿病足病的病因及流行病學〉，《中國實用內科雜誌》，2007 年，27

(7)，頁 485~487。

[53] 中華中醫藥學會：〈糖尿病足中醫防治指南〉，《中國中醫藥現代遠程教育》，2011 年，9(19)，頁 140~143。

[54] 谷湧泉、張建、許樟榮編寫：《糖尿病足病診療新進展》(北京：人民衛生出版社，2006 年 9 月第 1 版)，頁 45~46。

[55] Bouhon AJ, "Foot problems in patients with diabetes mellitus" , in Pickup, Williams G. (eds), *Texabook of diabetes,* 2th ed(London:Blackwell, 1997).1

[56] Armstrong DG, Lavery LA, Harkless LB, "Validation of a diabetic wound classification system, The contribution of depth, infection and ischemia to risk of amputation" , *Diabetes Care*, 1998, 21, p855.

[57] 邱偉、梁維娟、宋瑞芳：〈二型糖尿病患者糖尿病足相關危險因素研究〉，《中原醫刊》，2006 年，33(10)，頁 12~13。

[58] 葉山東、朱禧星：《臨床糖尿病學》(合肥：安徽科學技術出版社，2005 年)，頁 230~237。

[59] 許樟榮：〈糖尿病足病的防治〉，《中華糖尿病雜誌》，2009 年，1(5)，頁 386~389。

[60] 梁秉中：中央電視台《中華醫藥》欄目《東方之珠・十年藥香》，梁秉中訪談錄，2007 年。

[61] 顧伯康主編：《高等醫藥院校教材・中醫外科學》，(上海：上海科學技術出版社，1986 年 5 月第 1 版)，頁 26~32。

[62] 馬豔秋，蘇春燕，唐雯等：〈糖尿病腹膜透析病人足部評估及護理現狀調查〉，《中華護理雜誌》，2008 年，43(2)，頁 116。

[63] 中華醫學會糖尿病學分會：《中國二型糖尿病 防治指南》(北京：北京大學醫學出版社，2011 年 9 月第 1 版)，頁 45~46。

[64] 范麗鳳、張小羣、郝建玲等：〈530 例糖尿病患者對選擇、穿着合適鞋襪知識了解狀況的調查分析〉，《中國實用護理雜誌》，2005 年，21(5A)，頁 l0~12。

[65] 毛玉紅：〈糖尿病足患者的護理與健康教育〉，《中國誤診學雜誌》，2008 年，8(2)，頁 456。

[66] 胡雲霞：〈糖尿病足的護理新進展〉，《中國誤診學雜誌》，2011 年，11(14)，頁 3303~3304。

[67] 許曼音主編：《享受人生：糖尿病細説與圖解》(上海：上海科學技術文獻出版社，2010 年 8 月第 2 版)，頁 110~111。

[68] 蔣景文：〈糖尿病與神經病變〉，載於遲家敏主編，《實用糖尿病學》(北京：人民衛生出版社，2010 年第 3 版)，頁 460~473；中華醫學會糖尿病學分會：《中國二型糖尿病 防治指南》(北京：北京大學醫學出版社，2011 年 9 月第 1 版)，頁 41~42。

[69] 謝雲摘譯，馮憑審校：〈美國糖尿病協會關於糖尿病神經病變的診斷和治療指南〉，《國際內分泌代謝雜誌》，2009 年，29(6)，頁 427~432。

[70] 匡培根：《神經系統疾病藥物治療學》(北京：人民衛生出版社，2008 年 6 月第 2 版)，頁 1388-1389。

[71] 王娟：〈糖尿病性周圍神經病變中醫藥治療新進展〉，《中國民康醫學》，2008 年，20(1)，頁 44~46。

[72] 汪棟材、朱章志、蔡文就：〈熊曼琪運用經方治療糖尿病經驗〉，《中國醫藥學報》，2000 年 15(5)，頁 42~44。

[73] 張萍：〈中醫藥治療糖尿病神經原性膀胱研究進展〉，《天津中醫藥大學學報》，2010 年，29(4)，頁 223~224。

[74] Tougans G, Hunt RH, Fitzpatrick D etal., "Evidence of impaired afferent vagal function with diabetes gastroparesis", *PACE*, 1992, 15, p1597.

[75] 徐大基：〈應用胃腸動力理論治療胃腸道疾病的體會〉，《遼寧中醫雜誌》，1999 年，26(2)，頁 68。

[76] 朱玉娟、周明莉、王曉紅：〈糖尿病病人便秘防治對策的研究進展〉，《醫學理論與實踐》，2010 年，23(6)，頁 651~654。

[77] 酈安堃等：〈助陽中藥對正常雄性大鼠腎上腺皮質、睾丸及甲狀腺激素濃度的影響〉，《中西醫結合雜誌》，1989 年 (2)，頁 737。

[78] 楊焱、秦佳佳：〈糖尿病骨質疏鬆症發病機制與臨床治療研究進展〉，《中醫藥導報》，2010 年，1(2)，頁 81~83。

[79] 李春生、王羿、王驛：〈治療骨質疏鬆症中藥近 10 年研究進展〉，《醫學研究雜誌》，2010；39(7)，頁 3~8。

[80] 付國春、杜宗禮、戴曉峰等：〈益氣養陰通絡湯加減治療二型糖尿病併發皮膚瘙癢症 34 例臨床觀察〉，《中醫臨床研究》，2011 年第 3 卷第 5 期，頁 25~26。

[81] Targher G, Bertolini L, Poli F et al., "Nonalcoholic fatty liver disease and risk of future cardiovascular events among type 2 diabetic patients", *Diabetes*, 2005, 54, pp3541~3546.

[82] 中華醫學會肝臟病學分會脂肪肝和酒精性脂肪肝病學組：〈非酒精性脂肪肝病診療指南〉，《中華肝臟病雜誌》，2006 年，14(3)，頁 161。

[83] 冼蘇：〈糖尿病肝病的研究現狀及進展〉，《廣西醫學》，2004 年，26(7)，頁 918~920。

[84] 李春君、張秋梅、于德民：〈二型糖尿病合併非酒精性脂肪肝的治療〉，《藥品評價》，2011 年，8(7)，頁 34~37，43。

六、四類特殊羣體糖尿病

糖尿病與妊娠

妊娠合併糖尿病包括兩種情況：妊娠期糖尿病（gestational diabetes mellitus, GDM）及在原有糖尿病的基礎上合併妊娠，亦稱糖尿病合併妊娠。

妊娠糖尿病

妊娠糖尿病是指妊娠期首次發生或發現的不同程度的糖代謝異常，[1] 包括了一些妊娠前已患有糖尿病，但在妊娠期間始明確診斷的患者。

由於妊娠期糖尿病孕婦無明顯徵狀，最大危害在於母嬰併發症的增加和產兒死亡率的增高。孕產婦懷孕、巨大兒史（如嬰兒體重大於 4 公斤）、反覆真菌感染、是次胎兒大、羊水多及孕產婦年齡為 30 歲以上、肥胖、孕前 BMI 超出標準、有糖尿病家族史、孕前高鹽和高熱量的飲食習慣等，都可能是妊娠糖尿病的危險因素，而文化程度高則是妊娠糖尿病的保護因素。[2]

妊娠糖尿病對孕婦、胎兒、新生兒均會產生不同程度的影響。部分患者可發展為二型糖尿病，再次懷孕時妊娠糖尿病的復發率增高，往後子代患糖尿病的機會會大大增加，因此需密切關注。

診斷

妊娠糖尿病的診斷標準

中華醫學會婦產科學分會產科學組、中華醫學會圍產醫學分會、妊娠合併糖尿病協作組制定妊娠糖尿病的診斷標準和妊娠糖尿病的分級標準。[3]

所有非糖尿病的孕婦應在妊娠 24~28 周，常規做 50 克葡萄糖負荷試驗（glucose challenge test, GCT）。具有下述 GDM 高危因素的孕婦，首次孕期檢查時，即應進行 50g GCT；血糖正常者，妊娠 24 周後重複 50g GCT。GDM 的高危因素如下：肥胖、有糖尿病家族史、多囊卵巢綜合症患者，早孕期空腹尿糖陽性、巨大兒分娩史、GDM 史、無明顯原因的多次自然流產史、胎兒畸形史、死胎史以及足月新生兒呼吸窘迫綜合症分娩史等。

50g GCT 的方法：

隨機口服 50g 葡萄糖（溶於 200mL 水中，5min 內服完），服糖 1h 抽取靜脈血或微量末梢血糖，檢查血糖。血糖 ≥ 7. 8mmol/L

為 50gGCT 異常，應進一步進行 75g 或 100g 葡萄糖耐量試驗（oral glucose tolerance test, OGTT）。

50g GCT 1h 血糖 ≥11.1mmol/L 的孕婦，應首先檢查 FPG，FPG≥5.8mmol/L，不必再做 OGTT，FPG 正常者，儘早做 OGTT。

符合下列標準的其中一項，即可診斷為妊娠糖尿病：

1. 2 次或 2 次以上 FBG≥5.8mmol/L
2. 如表 6.1 中，OGTT 四項數值中有兩項達到或超過標準
3. 50g OGTT 1 小時血糖 ≥11.1mmol/L 以及 FPG≥5.8mmol/L

表 6.1　75 克或 100 克葡萄糖的耐量試驗

檢查時間	血糖
空腹	5.3
服後 1h	10.0
服後 2h	8.6
服後 3h	7.8

註：4 個值中 2 項達到或超過以上標準，即可判斷為妊娠糖尿病。

分級：

A1 級：空腹血糖＜ 5.8mmol/L，經飲食控制，餐後 2hPG ＜ 6.7mmol/L

A2 級：空腹血糖 ≥5.8mmol/L，經飲食控制餐後 2hPG≥6.7mmol/L 者，需使用胰島素控制血糖

A1 級孕期母兒併發症少，糖代謝異常在產後能恢復；而 A2

級孕期母兒併發症多，如懷孕 24 周出現的妊娠糖尿病，患者母兒預後與顯性糖尿病基本相同。

美國糖尿病協會指出除妊娠前已被確診為糖尿病者，其他妊娠婦女尤其具有糖尿病高危因素者，均應在妊娠早期進行空腹血糖檢查，以便儘早發現妊娠前漏診的糖尿病，其他妊娠婦女在妊娠 24~28 周採用 75gOGTT，進行妊娠糖尿病的篩查和診斷。[4] 目前國際上多數採用 2010 年國際妊娠與糖尿病研究組制定的妊娠糖尿病診斷標準。[5]

表 6.2 75 克糖耐量試驗

檢查時間	血糖
空腹	5.1
服後 1h	10.0
服後 2h	8.5
服後 3h	7.8

註：單位為 mmol/L；任何一項達到或高於上述標準者可以確診為妊娠糖尿病。

治療

妊娠期糖尿病治療應從發現時開始治療，第四屆國際妊娠期糖尿病專題討論會上認為，治療的關鍵是使血糖降至正常，餐前值在 5.6mmol/L 以下，餐後值在 6.72mmol/L 以下。

妊娠期糖尿病患者均應首選飲食控制，重視適當的運動。但由於孕育期的生理特點，飲食控制不可過於嚴格，若飲食控制後出現尿酮體陽性，則應適當均衡地增加飲食分量，必要時配合藥物治療，包括加用胰島素。

格列本脲不能通過胎盤，故臨床可以使用，二甲雙胍與胰島素的治療效果相當，且二甲雙胍治療組與胰島素治療組相比較，剖宮產率、新生兒出生體重、Apgar 評分等均無明顯差異，臨床亦可使用，但因目前無足夠證據表明二甲雙胍不能通過胎盤，因此美國 FDA 仍建議將二甲雙胍歸為二線藥物，[6] 一線藥物為胰島素。

根據《中國二型糖尿病防治指南》，無論是妊娠前已有高血壓還是妊娠期併發高血壓，均可加重妊娠婦女已有的糖尿病併發症。患者應在妊娠期間嚴格控制血壓，但應避免使用 ACEI、ARB、β-受體阻滯劑和利尿劑等以免影響胎兒。

監測與隨診

主要包括孕婦的監測，如動態檢查血糖、尿酮體、血脂、糖化血紅蛋白等。胎兒的監測則需要由產科隨診，根據血糖控制、有沒有其他嚴重合併症、胎兒宮內等狀況決定是否終止妊娠及其時期。如為避免出現巨大兒，可能會在懷孕期 38 周終止妊娠。

產後則一般主張在產後 6 周開始專科隨診，每年應進行至少一次 75g 葡萄糖耐量試驗，並需長期甚至終生隨訪。

糖尿病合併妊娠

糖尿病合併妊娠是指在原有糖尿病的基礎上，合併妊娠，又稱孕前糖尿病。因為妊娠前已經確診，故孕期診斷比較容易。妊娠合併糖尿病孕產婦圍產兒併發症多主要有自然流產、妊娠期高血壓病、酮症酸中毒、感染、早產、胎兒生長受限、巨大兒、新生兒低血糖，甚至對母嬰產生嚴重影響。

表 6.3　糖尿病合併妊娠對孕婦、胎兒、新生兒的影響

對孕婦的影響
妊娠使糖尿病加重，並使母體妊娠併發症增加，如出現子癇前期增加，並可併發酮症酸中毒和感染等。
對胎兒影響
自然流產、胎兒畸形、胎兒宮內發育受限、巨大兒、早產以及胎兒死亡等發生率均明顯升高
對新生兒的影響
新生兒呼吸窘迫綜合症、新生兒低血糖、新生兒肥厚性心肌病、高膽紅素血症、低鈣及紅細胞增多症等

治療

妊娠合併糖尿病孕婦確診後要加強孕期產檢，及早嚴格合理飲食控制，適度運動。若飲食控制 1~2 周後，空腹血糖不能維持在 5.8mm/L 以內以及餐後 2h 血糖大於 6.7mm/L 者，應及時應用胰島素治療。

對於糖尿病合併妊娠通過加強孕期管理、積極治療控制血糖及選擇正確的分娩方式和產後處理，糖尿病對孕產婦圍產結局及圍產兒的影響可以減少。[7]

早期篩查、診斷，及時治療妊娠期糖尿病，適當放寬剖宮產指徵，則可明顯降低母兒併發症，如：母兒合併症羊水過多、羊水過少、陰道炎、胎膜早破、妊娠期高血壓病、酮症酸中毒、胎兒窘迫、新生兒窒息、新生兒呼吸窘迫綜合症、死胎、新生兒死亡、早產兒、巨大兒的發病率與同期住院中非妊娠期糖尿病、無內外科併發症的孕婦作為對照組相比，則無顯著性差異。[8]

糖尿病患者妊娠計劃與管理

- 糖尿病患者如已經併發嚴重的心血管病變、腎功能衰竭或眼底視網膜增生性病變應避孕，如已懷孕則需要終止妊娠
- 糖尿病腎病，如 24 小時尿蛋白定量在 1 克以下，且腎功能正常者可以考慮生育
- 糖尿病合併背景性視網膜病變或發生增殖性視網膜病變，在妊娠前已經進行激光治療者可以妊娠

計劃妊娠的糖尿病患者，妊娠前應該將血糖降至正常，糖化血紅蛋白應該在 6.5% 以下。如果正口服降糖藥，則要停用口服降糖藥而改用胰島素治療。妊娠期則要密切監測血糖、血壓、血脂、尿蛋白、腎功能、眼底視網膜、心電圖以及胎兒的狀態等。

糖尿病合併妊娠產後則要及時將胰島素減少到原來的三分之一至二分之一，提倡母乳餵養，[9] 並及時到糖尿病專科等隨診。

對於妊娠糖尿病或糖尿病合併妊娠可以配合中醫辨證治療，在改善妊娠結局等預後方面有益處。[10]

青少年糖尿病

2007 年與 2008 年連續兩年的世界糖尿病日的主題皆為：“關心兒童與青少年糖尿病”。2013 年國際糖尿病聯盟延續了 2012 年世界糖尿病日的口號——定為：“糖尿病：保護我們的未來”，表明對青少年糖尿病的重視程度。

兒童、青少年糖尿病以一型糖尿病為主，但近年來兒童青少年二型糖尿病發病率都逐年增高。此外由於一系列特定的基因缺陷、常染色體顯性遺傳所致的、罕見的年輕成年發病型糖尿病以及少見的特發性糖尿病，如胰高糖素瘤、嗜鉻細胞瘤、生長抑素瘤、藥物或化學製劑所致的糖尿病。

發病機制

一型糖尿病是在遺傳基因易感性的基礎上及外界環境各種因素的作用下，使免疫調節失調，以胰島 β 細胞受損為特徵的自身免疫性疾病。兒童、青少年二型糖尿病的發病機制，可能是遺傳易感性與環境共同作用的結果。大量證據表明，後天不健康的生活方式是糖尿病遺傳基因攜帶者發生二型糖尿病的主要影響因素。

與成人相比，兒童及青少年二型糖尿病更易在早期發生微血管及大血管併發症，包括動脈硬化性心血管疾病、腦卒中、心肌梗死、猝死及慢性腎衰竭、累及肢體的神經病及血管病，以及導致失明的視網膜病等。[11]

兒童不健康的生活方式包括：

• 高熱量、高脂、高糖、低纖維素飲食，也就是以肉食為主、少菜及喜歡煎炸烹製方式的飲食習慣

• 戶外體育活動甚少

• 久坐不動，迷戀於玩電子遊戲、看電視等非運動的娛樂方式

• 喜吃零食、甜食等，如餅乾、巧克力、雪糕等

父母應該鼓勵兒童自小培養良好的飲食和運動習慣。

診斷與篩選

兒童糖尿病的診斷與成人基本相同。肥胖和超重是少年二型糖尿病的主要危險因素，嚴重肥胖可導致胰腺負荷加重及功能損害。對於肥胖、高胰島素血症、高血糖、血脂異常、高血壓等並見的患病兒童，無論是診斷 IFG 、 IGT 或二型糖尿病，均考慮併發代謝綜合症的可能。

二型糖尿病發病隱匿，往往很難早期察覺，只能做血糖篩查才能確診。一型糖尿病發病急，以致許多兒童等到出現了酮症酸中毒昏迷，才第一次到醫院就診。美國糖尿病學會建議兒童青少年二型糖尿病篩查的標準是，肥胖加上兩個其他危險因素。[12] 建議的兒童青少年二型糖尿病篩查指南包括如下內容：

• 兒童及青少年肥胖同時存在以下任何兩個危險因素，他們要列入篩查對象：

1. 一級或二級親屬中有二型糖尿病的家族史；

2. 高危種族，如屬於亞洲人等；

3. 具有與胰島素抵抗有關的表型或疾患，如卵巢多發囊腫綜合症、黑棘皮病、高血壓、血脂紊亂及母孕期糖尿病或宮內生長遲緩

- 篩查起始年齡：10 歲或青春期開始
- 檢查頻率：每 2 年 1 次
- 檢查項目：空腹血糖、隨機血糖及口服葡萄糖耐量試驗

治療

青少年二型糖尿病治療的目的是降低體重，減少胰島素抵抗，使血糖維持正常，預防及早期發現，並治療可能的併發症。

- 改善生活方式

加強自制力，嚴格遵守健康的飲食習慣，如低脂、低油、低糖、多纖維素等的飲食習慣，不亂吃零食，如炸薯條、薯片及糖果等。父母的飲食習慣會直接影響孩子，要培養孩子的健康攝食行為，父母首先要建立健康的飲食觀念。

- 飲食療法[13]

兒童糖尿病的飲食要求與成人有所區別，主要在於每天總熱量的攝入略高，熱量計算公式如下：

每天總熱量（千卡）= 年齡 X 係數 +1000

係數與患病兒童的體重、活動量及年齡有關，如：肥胖者、運動量小者及年齡大者，所取係數應該比同一條件下的消瘦者、運動量大者及年紀小者要高些。

表 6.4　不同年齡每天需要總熱量的係數

年齡	係數
3 歲以下	95~100
3~4 歲	90~95
5~6 歲	85~90
7~10 歲	80~85
10 歲以上	70~80

- 適當運動

體力活動應根據兒童生長的需要適當調整，鼓勵每天至少 30 分鐘的有氧運動，如游泳、騎自行車、走路及快步走等。限制活動量小的行為，如減少看電視的時間，增加體力活動。

- 藥物治療

一型糖尿病一旦確診，需依靠胰島素替代治療；二型糖尿病則主要為藥物治療。二甲雙胍是唯一美國 FDA 批准可以應用於兒童的降糖藥，其安全性和有效性已初步得到認可以二甲雙胍治療 3~6 個月，如果血糖不能得到控制，則應加用胰島素。一型糖尿病兒童、需要短期強化控制高血糖的二型糖尿病兒童及不能採用口服降糖藥治療的或肝腎功能損害的、非一型糖尿病兒童均是胰島素治療的適應症。

常用的治療方案有：

1. 每日 2 次方案：速效胰島素類似物或短效胰島素與中效胰島素混合在早晚餐前使用

2. 每日 3 次或多次方案：早餐前速效胰島素類似物或短效胰島素與中效胰島素混合，於下午加餐前或晚餐前使用速效或短效胰島素，睡前使用中效胰島素進行治療

3. 基礎配合餐時方案等 [14]

病情監測

二型糖尿病兒童均應進行糖尿病管理及日常自我血糖監測。要經常監測血糖、調整藥物，出現糖尿病徵狀或有急性疾患時更應加強監測，並且同時檢測尿酮體。口服降糖藥及胰島素治療要逐漸調整到最佳量，以維持空腹血糖在正常範圍之內。糖化血紅蛋白應每三個月檢查一次，美國糖尿病協會推薦的目標是 ≤7%。[15] 中國則制定了兒童和青少年一型糖尿病患者血糖控制的詳細目標，可供參考。

表 6.5　兒童和青少年一型糖尿病控制目標 [16]

年齡段	血糖目標值範圍		HbA1C	理由
	餐前 mmol/L	睡前或夜間		
幼兒—學齡前期（0~6 歲）	5.6~10	6.1~11.1	7.5%~8.5%	易發生低血糖
學齡期（7~12 歲）	5.0~10	5.6~10	<8%	青春期前低血糖風險相對高，而併發症風險相對低
青春期和青少年期（13~19 歲）	5.0~7.2	5.0~8.3	<7.5%	有嚴重低血糖風險者需考慮發育和精神健康，如無過多低血糖發生，能達到 7% 以下更佳

註：血糖控制應權衡利弊，實行個體化，低血糖風險較高或尚無低血糖風險意識的兒童患者可適當放寬標準；當餐前血糖和 HbA1C 之間出現矛盾時，則應考慮加用餐後血糖值來評估。

老年糖尿病

老年糖尿病是指年齡在 60 歲（西方國家定為 65 歲）以上的糖尿病患者，包括 60 歲前後診斷為糖尿病者。

老年糖尿病絕大多數為二型糖尿病，部分老年糖尿病以併發症為首發表現，如高血糖高滲狀態，心、腦血管意外以及視力改變等。多數患者是過去已發生糖尿病，而隨年齡增大進入老年期，這類患者常伴有明顯的慢性併發症。新診斷的老年糖尿病多數起病緩慢，多無徵狀，往往由於常規體檢或因其他疾病檢查血糖或尿糖時才發現。

在慢性併發症中，心、腦血管併發症是老年糖尿病死亡的主要原因。少數老年糖尿病患者表現為體溫低、多汗、消瘦、肌萎縮和認知功能減退。

治療注意要點

老年糖尿病的治療原則與一般成人糖尿病相似，但應考慮到老年人的特點。

- 重視整體觀點對於老年人血糖的控制依然十分重要，但保持整體健康更為關鍵。如減少其心腦血管風險和事件的治療，如控制血脂、血壓以及阿司匹靈抗血小板等治療所獲得的益處，甚至大於嚴格控制血糖
- 治療過程中進行運動和飲食療法存在局限，故單純飲食和運動治療達不到治療目標時，應及時配合藥物治療
- 老年人常伴有器官功能減退，特別是腎、肝功能衰退者，應注意藥物的不良反應，尤其是低血糖的發生。低血糖可以誘發嚴重的心、腦血管事件，甚至導致死亡

• 老年糖尿病患者的血糖控制目標不能過於嚴格，一般主張空腹血糖控制在 7.0mmol/L 以下，餐後血糖在 11.0mmol/L 以下；對於有嚴重併發症的患者餐後血糖應該控制在 11.0~12.0mmol/L，而糖化血紅蛋白應控制在 6.5~7.0mmol/L 左右[17]

• 注意心理健康

• 中醫治療方面更加重視預防患者的併發症問題

表 6.6 老年糖尿病常見的安全隱患[18]

老年糖尿病患者常見的安全隱患	
• 低血糖	• 錯服、漏服藥物
• 跌倒	• 燙傷
• 從牀上墮下	• 感染
• 迷路	

運動療法注意要點

適當的運動可以減低血糖及體重，增強體質，改善胰島素的敏感性，促進血液循環，減少併發症的發生。因此平時忌長時間靜坐少動，如看電視、上網等，必須恆常做運動。由於老年患者體能已有不同程度的下降，不合理運動可能產生不良後果，因此在運動時必須量力而行，強調的注意事項如下：

• **運動形式**：主張進行較溫和的運動，一般情況不可參加劇烈運動，如可進行行走、做體操、健美操，耍太極拳、慢跑、快步走等運動

• **運動強度**：運動要持之以恆，循序漸進，感到身體舒適為標準，不宜過量，每周 3~5 次為宜

• **運動時間**：每天至少進行 30 分鐘，時間可選餐後 1~1.5 小時，這是降血糖的最佳時間，可避免血糖過低，肥胖者早上起牀後可輕度活動

• **運動安全**：運動時要結伴而行，並隨身攜帶糖果、甜的果汁及救護卡，以防發生低血糖

飲食控制注意要點

防止低血糖，保持整體健康。在糖尿病飲食的基礎上，應增加粗纖維的食物，如：糙米、豆類、綠葉蔬菜、白菜、綠豆芽、黃瓜、芹菜、番茄等。適當多食瘦肉、蛋、奶、魚類等優質蛋白食品，一天中進食次數和主食量，可根據病情、活動量和用降糖藥物情況來調整。病情重者，每日主食分為 4~6 次進餐，可在兩餐之間及睡前加餐。

預防意外

首先要營造安全的居住和生活環境，如地面要防濕、乾燥，各種輪椅、牀鋪、坐椅等穩定性要強；外出需要專人陪伴；每晚睡前要清除進入廁所走道的障礙物，以免絆倒；選穿輕便的平底防滑鞋；房間走廊應開小量地燈長久照明，光線要足以看清道路等；行動不便者，儘量使用拐杖等借力工具。

如不慎跌倒，在沒人幫助的情況下，不宜立即爬起，正確的方法是先轉換成側臥姿勢，再用雙手撐地或抓住固定硬物，縮回雙腿，緩慢站起。[19]

消瘦者糖尿病

對於大多數糖尿病患者來說可能都需要減肥，但有一些糖尿病患者需要增肥，這裏主要指的是消瘦患者及患有消耗性疾病的患者，如結核病等。除了注意血糖控制正常外，還要注意適當增加體重，以保持整體健康，這一點有時顯得更為重要。

營養不良最明顯的表現為低體重。低體重是長期膳食能量、蛋白質攝入不足的結果，同時也可能伴有其他微量營養素供給不足。低體重可能對老年人的健康產生一系列危害。[20]

- 增加疾病的易感性，特別是急性和慢性的傳染病增加
- 骨折率升高，在一定的範圍內體重與骨密度呈正比，故體重較輕者易骨折；而瘦弱者摔倒時缺少脂肪組織的保護亦較易骨折
- 損傷及外科傷口癒合慢
- 出現精神神經徵狀，如出現冷淡、易激怒、倦怠、精神抑鬱、神經質、睡眠不安等
- 對某些應急狀態的承受能力下降
- 對寒冷的抵抗力下降

• 經不起疾病的消耗

體重偏瘦的老年人病死率較高。[21,22] 保持整體健康甚為重要，甚至有研究表明超重的老年人（BMI 達 25.0~29.9），死亡風險並不比正常體重者高，反而久坐者風險更高。[23]

糖尿病強化控制血糖的前提條件是，控制血糖的同時必須保證營養，體力情況的改善。如忽視了這一點，過度依賴節食來控制血糖，但整天感到乏力、經常感冒，這顯然不對。對於消瘦患者來說，需要提高能量供應，多進食後有可能造成血糖升高，則需適當加大藥物用量來解決這個矛盾。

消瘦糖尿病患者的治療與普通糖尿病患者的治療方案基本一致，但消瘦糖尿病患者在飲食方面需要密切注意，需要足夠的能量，如按每日每公斤體重所需要的能量基礎上增加 5 千卡，如果患有消耗性疾病，則需要在總熱量基礎上加 10%。

《中國二型糖尿病防治指南》指出，糖尿病醫學營養療法的一個目標就是維持合理體重——超重或肥胖患者減少體重的目標是在 3~6 個月減輕 5%~10% 的體重。消瘦患者應通過均衡的營養計劃恢復並長期維持理想體重。[24]

糖尿病消瘦患者有時雖然增加了飲食量但仍難以增加體重，這主要與消化系統吸收功能不良有關，可以通過中醫辨證用藥來改善這一狀態。如屬於脾虛證型，包括脾胃虛弱及脾陰不足等，可以分別給予益氣養胃及補益脾陰的治法來提高消化系統的吸收功能。

醫案

何時需要進行藥物治療？

患者女性，58 歲，2012 年 11 月 21 日首診，過往糖尿病病史 12 年。最近半年反覆出現頭暈，平時易驚、心慌、倦怠、納呆、腹脹，進食少許則感覺胃脹悶難受，甚至想嘔。消瘦，手冷、怕冷。過往體重 110 磅，現體重 89 磅。大便偏爛，且斷斷續續不能一次排完，夜尿 3~4 次。虛汗多，時有頭暈及出現低血糖。舌淡暗，少苔，脈細。檢查胃鏡無特殊狀況。過往長期嚴格進行飲食控制。

【診斷】消渴，虛勞，痞滿

【辨證】脾虛、氣陰不足

【治法】健脾、益氣養陰

【方藥】黨參 30 克，茯苓、白朮各 10 克，甘草、五味子各 5 克，龍骨（先煎)20 克，雞內金、麥芽各 30 克，山楂 10 克，木香（後下）、砂仁（後下）各 5 克，陳皮、益智仁各 10 克；每日 1 劑。水煎服，翻煎再服。如胃口改善，則每日增加 1 隻雞蛋

【治療過程】首診後至 2013 年 1 月 2 日，患者能明顯感覺到飢餓而增加飲食，乏力頭暈的情況減輕。心血管科檢查無特殊情況。夜尿減少為 1 次。大便偏爛，但可一次排盡；手冷、怕冷；舌淡紅，苔薄白，脈沉細，檢查血糖稍微升高。以原方加當歸 10 克，黃芪 20 克；每日 1 劑。至 2013 年 1 月 21 日覆診，患者胃口進一步好轉，進食量顯增進。體重由原來 89 磅上升到 93 磅。原本易驚、心慌等情況基本上已消除。監測血糖在正常範圍，無低血糖反應。繼續以健脾益氣為主治療，

改每周 3 劑

【評述】過於嚴格的飲食控制可造成嚴重的營養不良，患者稱 12 年前初診糖尿病時，有輕度的膽固醇升高，當時就被告誡蛋黃膽固醇高，儘量少吃雞蛋。於是患者多年來飲食控制相當嚴格，幾乎沒有怎麼吃過雞蛋，此乃矯枉過正。結果血膽固醇也依然很高，這說明糖尿病患者出現的一些血脂升高等問題是身體代謝紊亂所致，並非全都是飲食所致。飲食不當則加重了糖尿病營養不良狀態和胃腸病變

經中藥調養諸症逐漸減輕至消失。因飲食增加後出現血糖偏高，則分別採取適量增加降糖藥物和適量增加運動而到達體重增加、體能改善而血糖穩定的效果。

註

1 楊慧霞：〈妊娠糖尿病診斷新標準及其啟示〉，《中國糖尿病雜誌》，2011 年 9 月，19 卷第 9 期，頁 711~713。

2 趙文娟、車千紅、賈麗紅：〈妊娠期糖尿病影響因素的病例對照研究〉，《中國婦幼保健》，2009 年，24 卷，頁 3550~3552。

3 中華醫學會婦產科學分會產科學組、中華醫學會圍產醫學分會、妊娠合併糖尿病協作組：〈妊娠合併糖尿病臨床診斷與治療推薦指南（草案）〉，《中國實用婦科與產科雜誌》，2007 年，23(6)，頁 475~477。

4 American Diabetes Association, "Standards of medical care in diabetes-2011", *Diabetes Care*, 2011, 34(Suppl1), pp11~61.

5 International Association of Diabetes and Pregnancy Study Groups Consensus Panel, Metzger BE, Gabbe SG et al., "International association of diabetes and pregnancy study groups recommendations on the diagnosis and classification of hyperglycemia in pregnancy", *Diabetes Care*, 2010, 33(3), pp676~682.

6 王林琳、侯紅瑛：〈妊娠期糖尿病研究進展〉，《新醫學》，2009 年 4 月第 40 卷第 4 期，頁 228，271~273。

7 汪惠琴：〈妊娠合併糖尿病 34 例臨床分析〉，《中國優生與遺傳雜誌》，2007 年第 15 卷第 8 期，頁 55~56。

[8] 朱明、溫蘭玲：〈妊娠期糖尿病 162 例臨床分析〉，《中國婦幼保健》，2008 年 23 卷第 18 期，頁 2503~2505。

[9] 羅立華、魏風華：〈糖尿病與妊娠〉，載於遲家敏主編，《實用糖尿病學》（北京：人民衛生出版社，2010 年第 3 版），頁 599~610。

[10] 張奕梅，黎燕玲，黃翎：〈中西醫結合治療妊娠期糖尿病與妊娠結局分析〉，《中國實用醫藥》，2008 年 12 月第 3 卷第 35 期，頁 48~49。

[11] Mayer Davis EJ, "Type 2 diabetes in youth: Epidemiology and current research toward prevention and treatment", *J Am Diet Assoc*, 2008, 108(4 suppl1), pp45~51.

[12] Hannon TS, Rao G, Silva A, "Childhood obesity and type 2 diabetes mellitus", *Pediatrics*, 2005, 116, pp473 ~480.

[13] 向紅丁主編：《糖尿病就該這麼吃》（北京：中國輕工業出版社，2012 年 2 月第 1 版），頁 29~30。

[14] 中華醫學會兒科學分會內分泌遺傳代謝學組、《中華兒科雜誌》編輯委員會：〈兒童及青少年糖尿病的胰島素治療指南 • 2010 年版〉，《柳州醫學》，2011 年第 24 卷第 4 期，頁 253-257。

[15] American Diabetes Association, "Type 2 diabetes in children and adolescents", *Diabetes Care*, 2000, 23(3), pp 381~389.

[16] 中華醫學會糖尿病學分會：《中國二型糖尿病防治指南》（北京：北京大學醫學出版社，2011 年 9 月第 1 版），頁 52。

[17] 向紅丁、劉志明、李廣智主編：《糖尿病》（北京：中國醫藥科技出版社，2011 年 9 月第 2 版），頁 171。

[18] 黃秀祿：〈老年糖尿病患者的安全隱患及護理對策〉，《中華內科雜誌》，2007 年，2(2)，頁 292~293。

[19] 張建：《中國老年衞生服務指南》（北京：華夏出版社，2004 年 1 月第 1 版），頁 224。

[20] 中國營養學會：《中國居民膳食指南》（拉薩：西藏人民出版社，2013 年 2 月第 1 版），頁 188~189。

[21] American Diabetes Association, "Diabetes nutrition recommendations for health care institutions (position Statement)', *Diabetes Care*, 2004;(suppl), pp55~57.

[22] Clement S, Braithwaite SS, Magee MF et al., "Managment of diabetes and hyperglycemia in hospitals", *Diabetes Care*, 2004; 27, pp553~591.

[23] Leon Flicker, Kieran A.McCaul, Graeme J.Hankey et al., "Body Mass Index and Survival in Men and Women Aged 70 to 75", *J Am Geriatr Soc.* 2010, 58, pp234~241.

[24] 中華醫學會糖尿病學分會：《中國二型糖尿病防治指南》（北京：北京大學醫學出版社，2011 年 9 月第 1 版），頁 18~19。

第二部

糖尿病飲食療法與調養

七、飲食療法

中國金朝著名醫學家張從正在著作《儒門事親・三消之說當從火斷》中說明："不減滋味，不戒嗜欲，不節喜怒，病已而復作。能從此三者，消渴亦不足憂矣。"糖尿病即使已經進行藥物治療，仍需合理的飲食療法。飲食療法是糖尿病的基礎治療，但飲食療法不等於"飢餓療法"，而是在適當限制總熱量的同時，更加注重各種食物的不同配搭，以保持營養均衡。

上世紀 50 年代，糖尿病飲食治療通常過於控制糖分，採用高脂肪膳食為主，結果令糖尿病患者血管硬化嚴重，此後認識到適量的糖分及較低的脂肪對整體健康更有好處。目前糖尿病飲食療法強調控制總熱量的原則上，按恰當的比例給予糖分、蛋白質、脂肪及膳食纖維、微量營養素等。

圖 7.1　維持健康所需要的各種營養素

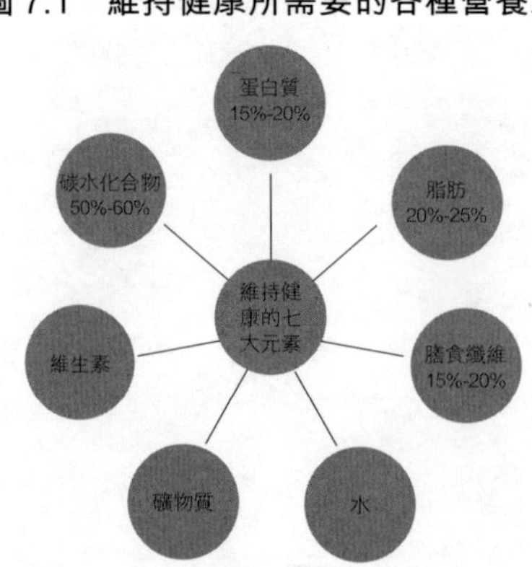

糖尿病飲食公式演算法

糖尿病飲食採用的方法很多，有的比較簡單但不夠準確；有的比較準確但比較繁瑣。公式演算法雖然比較繁瑣，但事實上糖尿病飲食無需天天調整，在疾病過程中可能經過一段長時間才需要計算一次。因此建議糖尿病患者儘量在一段時間內進行一次糖尿病飲食計算。

糖尿病飲食公式演算法通常根據如下兩個步驟確定每日基本食物分量，為了清晰地了解糖尿病的飲食療法，現舉例說明：

第一步 計算每日所需的總熱量——即一日吃多少？

【公式一】

理想體重（kg）= 身高（cm）－105

確定每日每公斤體重所需的總熱量，可通過以下三個步驟確定，包括確定體重類型（即肥胖還是消瘦）及判斷體力活動強度，然後通過查表法，查出獲取每日每公斤體重所需的熱量

- 確定體重類型

判斷患者屬於肥胖還是消瘦，一般可以根據理想體重與實際體重的比較來確定。如果實際體重在標準體重的 ±10% 範圍，均屬正常；如實際體重超過標準體重 20%，則屬於肥胖；如實際體重低於標準體重的 20% 以上，則屬於消瘦。

【公式二】

超重判定公式 =【實際體重 − 理想體重】÷ 理想體重 ×100%

也可應用 BMI 判斷成人體重分類：

【公式三】

BMI = 現有體重（kg）÷【身高（m）】^{2}

表 7.1 成人 BMI 標準分級標準

BMI 分類	WHO 標準	亞洲標準	中國標準
體重過輕	BMI ＜ 18.5	BMI ＜ 18.5	BMI ＜ 18.5
正常範圍	18.5 ⩽ BMI ＜ 24.9	18.5 ⩽ BMI ＜ 22.9	18.5 ⩽ BMI ＜ 23.9
過重	25 ⩽ BMI ＜ 29.9	23 ⩽ BMI ＜ 24.9	24 ⩽ BMI ＜ 26.9
輕度肥胖	30 ⩽ BMI ＜ 34.9	25 ⩽ BMI ＜ 29.9	27 ⩽ BMI ＜ 29.9
中度肥胖	35 ⩽ BMI ＜ 39.9	BMI ⩾ 30	BMI ⩾ 30
重度肥胖	BMI ⩾ 40		

- 判斷體力活動強度

一般來説，體力活動強度可分為臥牀休息、輕度勞動、中等勞動和重度勞動。

表 7.2　成人每日每公斤體重所需熱量

勞動強度	舉例	每公斤體重所需熱量（單位：千卡）		
		消瘦	正常	肥胖
臥牀休息	臥病在牀、終日端坐、年老體弱	20~25	15~20	15
輕度勞動	辦公室職員、教師、售貨員、簡單家務等	35	25~30	20~25
中等勞動	學生、司機、外科醫生、體育教師、一般農活等	40	35	30
重度勞動	建築工、搬運工、重農活、運動員等	40~45	40	35

註：採用理想體重作為計算標準。50 歲以上人士熱量適當可減少，每增加 10 歲可酌情減少 10%。

- 計算每日所需的總熱量

每日所需要的總熱量可根據如下公式計算：

【公式四】

每日所需要的總熱量 = 理想體重（公斤）× 每日每公斤體重所需熱量

第二步　確定三大產能營養素分量

糖尿病合理的飲食結構包括碳水化合物、蛋白質、脂肪、維生素、無機鹽等。其中碳水化合物歸納為主食，其他成分歸納為副食。其實，合理的飲食結構對健康者同樣重要！

1. 確定每日主食——碳水化合物總量

主食指米食、麵類、薯類及玉米等，它們能提供人體 50%~60% 的熱量來源，每克碳水化合物便能提供 4 千卡熱量。

【公式五】

碳水化合物供給量 (g) = 每日所需的總熱量 ×【50%~60%】÷4

計算出的是碳水化合物的量，不是指未經煮熟的米的分量，更不是煮熟的米飯的分量。大米含碳水化合物的分量約為 80%，其他成分包括水分等。因此折合成大米的量則需要根據如下公式進行校正，以下提供部分穀物及薯類碳水化合物的含量百分比：

【公式六】

主食量 = 碳水化合物供給量 ÷ 主食所含碳水化合物的百分比

舉例：以大米為主食，則大米的分量 = 碳水化合物供給量 ÷ 0.8

表 7.3　部分穀物及薯類碳水化合物含量簡表

食物名稱	碳水化合物	食物名稱	碳水化合物	食物名稱	碳水化合物
掛麵	75.6%	米飯	25.1%	糯米	78.3%
麵條	61.9%	粳米粥	9.9%	薏米	71.1%
花饈	45.6%	鮮玉米	22.8%	薏米麵	73.5%
饅頭	47%	小米	75.1%	魔芋	85.3%
稻米	77.9%	小米麵	77.7%	馬鈴薯	17.2%

黑米	72.2%	小米粥	8.4%	甘薯	25.2%
香米	72.4%	蕎麥麵	67.8%	高粱米	74.7%
通心粉	75.8%	粉絲	83.7%	粉條	84.2%
乾山藥	70.8%	山藥	12.4%	粉葛	36.1%
芋頭	18%	蓮藕	16.4%	藕粉	93.0%

資料來源：楊月欣、王光亞、潘興昌：《中國食物成分表（第一冊）》（北京：北京大學醫學出版社，2009 年 12 月第 2 版），頁 3~17。

為了方便計算，並考慮飲食量及運動量等多項因素，很多情況下都會將計算出來的碳水化合物量非常粗略地當作所需大米量來計算了。一般來説，一碗飯約為 100 克，但由於煮飯加水多寡不一，碗有大小，難以準確認定每一碗飯具體的分量，可以通過以下測試來確定一碗米飯具體的量：

先秤取 500 克或 1000 克米煮飯，煮熟後看看能盛多少碗飯，便可得知每碗的具體分量。如秤取 500 克米煮熟後能盛 5 碗，則每碗就是 100 克。平時以此為標準確定一碗飯的分量。

2. 蛋白質總量

糖尿病患者需要的蛋白質含量一般佔總熱量的 15%~20%。在碳水化合物和脂肪不足的情況下，蛋白質也能提供能量，每克蛋白質能提供 4 千卡熱量。糖尿病患者每天蛋白需要量的計算公式如下：

【公式七】

蛋白質供給量（克）= 總能量（千卡）×【15%~20%】÷4

蛋白的供給也可依據如下公式：

【公式八】

每日需要的蛋白質含量 = 理想體重 × 每日所需蛋白質含量

這公式在糖尿病併發腎功能不全時更為適合。腎功能正常者，在一般情況下，蛋白質的需要可按每天每公斤標準體重給予 1.0 克來計算。[1]

如果患者營養不良，或因為炎症感染等需提高營養等，應適當增加蛋白質的供給量；如腎功能下降，需要限制蛋白攝入時則按每公斤體重 0.8 克給予；腎功能衰竭嚴重又未進行透析治療者，則應該給予優質低蛋白飲食，有時蛋白的供給量應低至每公斤體重 0.6 克。詳見表 7.4。

表 7.4　不同情況下的每天每公斤體重的蛋白質攝入量

類別	每天蛋白攝入量
成人	0.8~1g
負氮平衡、消瘦者	1~1.2g
孕婦、乳母	1.5 g
兒童	2~3g
糖尿病早期腎病	0.8g
如果有腎功能衰竭	0.6g

確定具體含蛋白質食物進食量

臨床發現很多患者對如何選擇蛋白質食物感到十分困惑，例如計算得出的蛋白量為 60 克，患者便常常認為等於雞蛋 60 克，或肉類 60 克。這是由於患者對以下概念不清晰，如 1 克蛋白不等於 1 克肉類，或不等於 1 克雞蛋——雞蛋與瘦肉裏還含有很多水分及其他營養成分。

例如：

1 隻雞蛋含蛋白約 5~6 克，小的約有 5 克蛋白，大的約有 6 克蛋白，如果去除蛋黃，一隻雞蛋的蛋白約只有 3 克左右。

牛奶含蛋白 3%，1 盒 250 毫升的牛奶約含蛋白 7.5 克左右。

穀類含蛋白 8%，如每天進食 200 克，即有 16 克蛋白。

瘦肉、魚肉 100 克，即含有 14~16 克蛋白。

蛋白種類

蛋白包括動物蛋白和植物蛋白。動物蛋白如肉類、奶類及禽蛋類等；植物蛋白主要在豆類食物中，提供蛋白質和大量纖維，適合糖尿病患者食用。糖尿病患者如有合併腎功能不全，則一般選用動物蛋白和部分黃豆類蛋白，這些蛋白都屬於優質蛋白。

在選用食材時需要考慮其主要作用與附加作用，如選擇魚類時可考慮青背魚。青背魚是指沙丁魚、青花魚等體表發青的魚類，它們都有一個共同的特點——富含二十碳五烯酸（EPA）和二十二碳六烯酸（DHA）等多種不飽和脂肪酸。這些物質多存在於魚類的脂肪中，能有效抑制血小板在血管壁的凝聚、減少血栓形成，預防心肌梗塞與腦梗塞。同時有助於預防老年性癡呆及改善視力等均有一定作用。[2] 但沙丁魚等嘌呤含量高，如有痛風或高尿酸血症者不宜過量食用。

- 脂肪

油脂是人體內最大的熱量來源，也是構成人體結構的重要組成部分。特別是人體飢餓時會大量消耗脂肪以提供熱量，每克脂肪能提供 9 千卡的熱量。糖尿病患者飲食結構中，脂肪應該佔總能量的 25%~30%。糖尿病飲食脂肪含量的計算公式為：

【公式九】

脂肪的供應量（克）= 總能量（千卡）×【25%~30%】÷9

必須明確知道，脂肪的供給並非單指每天煮菜所用的食用油。每天食用的脂肪包括看得見的脂肪和許多看不見的脂肪。

表 7.5　脂肪種類

分類	舉例
看得見的脂肪	植物油
	動物油
	黃油
	動物內臟
	肥肉
	動物的皮類，如豬皮、雞皮、鴨皮、魚皮

看不見的脂肪	硬果類食物如花生、瓜子、核桃花生、瓜子、核桃仁
	芝麻醬
	油炸食品
	家禽類、魚、乳製品

脂肪食物的分類

脂肪食物可分兩大類，第一類是動物性脂肪，如：烹調用的牛油、豬油、羊油等，還有肉、乳、蛋中的脂肪。這類脂肪除魚油外，含飽和脂肪酸較多，可使血清膽固醇升高；另一類是植物油，包括：花生油、豆油、芝麻油、菜籽油、玉米油等。植物油除椰子油外，含不飽和脂肪酸較多，有降低血清膽固醇的作用。

糖尿病人宜食植物油，少食動物脂肪，但也不可無限制地食用植物油，以免油脂超標及能量過多。由於脂肪還廣泛存在於一些動物、植物的食物中，如魚、肉、腰果、花生等。大多數情況下，每天都可能進食到這些富含脂肪的食物，因此烹調用油時，需要考慮這部分的脂肪含量，減少使用烹調用油。《中國居民膳食指南》[3] 主張烹調用油的使用量每人每日在 25~30 克左右。

表 7.6　等值油脂類食品

食品	重量（克）	食品	重量（克）
花生油，香油（1 湯匙）	10	核桃、杏仁	25
玉米油，菜籽油（1 湯匙）	10	花生米	25
豬油	10	葵花籽	25
牛油	10	西瓜籽	40

- 確定三餐食物分配比例

一般可按不同個體的飲食習慣，將早、午、晚三餐按五分之一、五分之二及五分之二的食物比例分配，也可按三餐平均分配。

醫案

何時需要進行藥物治療？

患者唐女士，50 歲，教師，身高 165cm，體重 80kg。糖尿病史 3 年，未出現明顯併發症，未進行藥物治療。諮詢飲食療法。

【解答】

按公式一：理想體重（kg）= 身高（cm）－ 105

= 165－105 = 60kg

唐女士實際體重為 80kg，理想體重為 60kg。代入公式二計算並判斷其體重類型：【80-60】÷60×100%=33.3%，超過 20%，屬於肥胖。

唐女士職業為教師，屬於輕體力勞動，查閱成人每日每公斤體重所需要熱量表得知，唐女士每日需要的熱量為每公斤體重 20~25 千卡。

代入公式四：每日所需要的總熱量 = 理想體重（公斤）× 每日每公斤體重所需熱量

= 60 ×【20~25】= 1200~1500 千卡，取低值為 1200 千卡

取值原則：由於唐女士為輕度肥胖者，因此每日攝取的熱量值儘量取計算結果中的最小值；但有時剛剛開始飲食控制時，如果過於嚴格可能不能耐受，有時也可取其中間值，待觀察後逐漸調整。

公式五：每日碳水化合物 = 1200 ×【50%~60%】÷4 = 150~180 克。

注意：由於作為主食的米、麵等各種穀類含碳水化合物為 80%，含蛋白為 8%。因此這裏算出的碳水化合物量不等同於米或麵本身的分量。折算成主食（米）的分量。

公式六：主食量 =(150~180）÷0.8 = 187~225 克，取其中間偏小值為 200 克，即每天進食 200 克主食【其中含蛋白：14.96 克，約 15 克】。

公式七：蛋白攝入量 = 1200 ×【15%~20%】÷4 = 45~60 克，患者無腎功能問題，可取高值為 60 克。

公式九：脂肪的供應量 = 1200 ×【25%~30%】÷9 = 33.3~40 克，取低中間偏低值及整數為 35 克。

表 7.7　唐女士每天主要飲食安排總表

年齡	50 歲	身高	165cm	BMI	29.38
實際體重	80Kg	標準體重（W）	60Kg	體重評估	肥胖
勞動強度	輕體力勞動	每公斤體重所需熱量（C）20~25Kcal			
一日所需要總熱量（E）		C×W=1200~1500Kcal，取低值：1200Kcal			
碳水化合物		E×（50%~60%）÷4=150 ~180 克，折換成主食為 187~225 克，取中間偏低值為 200 克（三餐主食分別為 40、80、80 克）			
蛋白質		E×（15%~20%）÷4 = 45~60 克，取值 60 克（三餐分別為 12、24、24 克，包括主食中的蛋白含量）			
脂 肪		E×（25%~30%）÷9=33.3~40 克，取值 35 克（三餐分別為 7、14、14 克）			
蔬菜類		500 克（三餐可分別按 100、200、200 克分配）			

糖尿病飲食療法的簡化原則

在糖尿病飲食中須注意的是一般建議碳水化合物的含量佔全部的 50%~60%。如表 7.8 表示，總熱量每升高 200 千卡，碳水化合物升高的比例為 12.5%。

在副食品中，蔬菜類、油脂類、豆類、蛋類的比例一般來說相對固定，因此如增加每日所需的總熱量，在碳水化合物成比例地提高的同時，可成比例地提高肉類或魚類食品。只有當腎功能受損需控制蛋白時，則可能只提高碳水化合物比例。

表 7.8　熱量與主食量對應表（按 50% 計算）

每日所需熱量（千卡）	換算成每日所需碳水化合物量（克）
1200	1200×50%÷4 = 150
1400	1400×50%÷4 = 175
1600	1600×50%÷4 = 200
1800	1800×50%÷4 = 225
2000	2000×50%÷4 = 250
2200	2200×50%÷4 = 275
2400	2400×50%÷4 = 300

如每日所需要總能量為 1200 千卡，則每天所需要的副食品量大致如下：

表 7.9　糖尿病患者每天副食品種類及用量

副食品種	推薦用量
瘦肉或魚類	100~150 克
蛋類	1 隻雞蛋，如膽固醇高可選用 2 個蛋清
豆類及其製品	50~100 克
奶及奶製品	250 克
水果	200 克
油脂	25~30 克
蔬菜	500 克

食物交換份法將食品分成八小類：如主食穀薯、蔬菜、水果類、豆製品、乳類、肉蛋魚類、堅果類和油脂類。每份食物的重量不同，但供給的能量相近，即每份食物產生的熱量均接近 90 千卡。1 份主食為 25 克；1 份蔬菜為 500 克；1 份水果 200 克；1 份大豆 25 克；1 份乳製品 160 克；1 份肉蛋類 50 克；1 份硬果類為 15 克；1 份油脂類為 10 克（約 1 湯匙）。它是飲食控制推算法的補充，目的是通過設定一些簡單易明固定的飲食配方讓糖尿病患者挑選，這對於住院患者確實很方便。但居家患者由於個人的飲食喜好、生活環境及條件等原因，很難有一個固定的菜譜。

食物的種類繁多、菜譜是非常靈活的，記住所有菜譜並按其煮食確難實現，面對各種食品如何合理選食可能更為現實。糖尿病患者如能把握糖尿病飲食的基本原則，明確每日的主食總量及其他副食的總量和均衡飲食的原則，一般都能夠合理地實施飲食控制，而不至於茫然不知所措。凡飲食控制良好、血糖穩定及併發症少的患者，無不是在飲食總量控制方面做得非常合理。

不論採取何種方法控制飲食，都應參照日常運動量及檢測情況，適當調整飲食量，以逐漸調整出一個理想的飲食方案。

食物交換份法只能保證每天進食總量不超標，僅以此法控制飲食，有的患者的血糖控制並不十分理想，此法無法反映不同食物升高血糖能力的差異。如相同熱量的稀粥和水餃，稀粥升血糖量肯定比水餃快，血糖生成指數卻能反應這一點。

食物血糖指數表及其意義

食物血糖指數（glycemic index, GI）由加拿大多倫多大學營養學教授 David Jenkins 和他的同事在多倫多大學研究何種食物最適合糖尿病人時提出的。[4] 血糖指數是食物的一種生理學參數，是衡量食物引起餐後血糖反應的一項有效指標，它表示含 50 克有價值的糖類食物和相當量的葡萄糖或白麵包在一定時間內（一般為 2 h）體內血糖應答水平百分值，公式表示如下：

$$GI = \frac{\text{含有 50 克糖類食物的餐後血糖應答}}{\text{50 克葡萄糖或白麵包的餐後血糖應答}} \times 100$$

血糖應答是指血糖變化的情況，餐後血糖應答是指餐後血糖升高的水平。高血糖指數的食物進入胃腸後消化快、吸收率高，葡萄糖釋放快，葡萄糖進入血液後峰值高；低血糖指數食物在胃腸中停留時間長，吸收率低，葡萄糖釋放慢，葡萄糖進入血液後的峰值低，下降速度慢。

長期進食低血糖指數的最大意義在於控制餐後血糖，並可抑制胰島素升高的反應，降低血脂，預防糖尿病性動脈硬化等作用。[5]

食物血糖指數簡表

每一種食物都有其血糖指數，記住所有食物的血糖指數顯然確有困難的。以下摘錄部分食物的血糖指數，通過了解不同食物的血糖指數特點，基本可以把握如何根據血糖指數的概念選取及烹調加工食物，更好地配合飲食療法控制糖尿病。

表 7.10　部分食物血糖指數簡表

食物名稱	GI	食物名稱	GI
麥芽糖	105	黃豆（已煮）	18
蔗糖	65	豆腐（燉）	31.9
饅頭（富強粉）	88.1	綠豆	27.2
大米飯	83.2	花生	14
大米粥	69.4	胡蘿蔔（甘筍）	71
糯米飯	87	南瓜	75
黑米粥	42.3	山藥	51
小米（煮飯）	71	芋頭（蒸）	47.7
小米粥	61	櫻桃	22
玉米（甜，已煮）	55	柚	25
玉米片	78.5	柑	43
蕎麥麵條	59.3	奇異果	52
馬鈴薯（已煮）	66.4	香蕉	52
馬鈴薯泥	73	芒果	55
甘薯（山芋）	54	西瓜	72

牛奶	27.6	雪糕	61
全脂牛奶	27	小麥片	69
脱脂牛奶	32	桂格燕麥片	83
蘋果汁	41	披薩（含芝士）	61
水蜜桃汁	32.7	漢堡包	61
橘子汁	57	白麵包	87.9
可樂飲料	40.3	麵包（全麥粉）	69
饅頭 + 芹菜炒雞蛋	48.6	麵包（混合穀物）	45
饅頭 + 醬牛肉	49.4	梳打餅	72
餅 + 雞蛋炒木耳	48.4	薄脆餅乾	81
餃子（三鮮）	28	脆皮糕點	59
米飯 + 芹菜 + 豬肉	57.1	包子（芹菜豬肉）	39.1
米飯 + 蒜苗 + 雞蛋	68	牛肉麵	88.6
米飯 + 豬肉	73.3	米飯 + 魚	37

資料來源：楊月欣、王光亞、潘興昌：《中國食物成分表【第一冊】》（北京：北京大學醫學出版社，2009 年 12 月第 2 版），頁 309~311。

影響食物血糖生成指數的因素

一般認為，血糖指數小於 55 時為低血糖指數食物；在 55~75 時為中等血糖指數食物；大於 75 時為高血糖指數食物。食物的血糖指數不是絕對固定的，其高低與許多因素有關。

• 加工

精細加工食物血糖指數高，粗加工食物血糖生成指數低。如大麥、小麥和黑麥等全麥製品；或含 50% 全麥的麵包，等為粗加工食品，其血糖指數低。

白麵包食物血糖指數為 70，但摻入 75%~80% 大麥粒的麵包為 34。而薯類、蔬菜等切得太小顆或做成泥狀的，如馬鈴薯與芋頭分別製成馬鈴薯泥、芋泥時其血糖指數要比馬鈴薯塊及芋頭塊要高得多。

• 糊化程度

糊化是指澱粉在高溫下膨脹、溶解，形成均勻糊狀溶液的特性。糊化程度高則食物血糖指數高；糊化程度低，則食物血糖指數低。長時間高溫煮的稠粥、鬆軟的發酵麵包和點心，黏性大的食物，如糯米等糊化程度高、食物血糖指數也高。慢煮，多加水則食物血糖生成指數高；急火煮，少加水則食物血糖生成指數低。

• 食物的軟硬、生熟、稀稠、顆粒大小對食物血糖指數都有影響。因此除非營養治療的特殊需要外，穀類不宜長時間高溫和以燉的方式煮熟。加工時間越長，溫度越高，水分多，糊化程度越高，血糖指數也越高

• 混合蛋白則使食物血糖指數降低，包括主食中加蛋白質。如一般的小麥麵條食物血糖生成指數為 81.6，強化蛋白質的意大利細麵條食物血糖生成指數為 37。餃子則因蛋白質、纖維都高，是低食物血糖指數食品

• 膳食纖維

膳食纖維如果膠等的可溶性纖維能降低食物血糖指數。膳食纖維低，則食物血糖指數高；膳食纖維含量高，則食物血糖生成指數低。蔬菜類膳食纖維高，無論單吃還是與糧穀類合吃，都能有效地延遲消化吸收速率，所以對控制血糖有好處。魔芋、芹菜、竹筍、木耳、菇類等含可溶性膳食纖維較多。

黑米、紅米等含較多的膳食纖維，導致澱粉消化速度比較慢，吃黑米、紅米不會像吃白米那樣易造成血糖的波動

• 糖的類型與結構

澱粉又分為直鏈澱粉和支鏈澱粉，直鏈澱粉沒有分叉，支鏈澱粉有很多分叉結構，易於被消化吸收。大米屬於直鏈澱粉，糯米屬於支鏈澱粉，所以糯米比大米吸收速度會更快。果糖的血糖指數較低。國外推薦的低血糖指數的食物，包括豆類、大麥、通心粉、黑麥粗麵包、燕麥以及含直鏈澱粉較高的稻米等。建議採用的有蕎麥麵、燕麥片、玉米麵和大豆粉的混合麵，豆類以及蓮子等[6]

• 脂肪

脂肪可延長胃排空和減少澱粉膠化等，因而也可降低血糖指

數值。對於糖尿病患者來說也要限制高脂肪。由於脂肪的高低並不能在食物的血糖指數值上得以表現，相反由於脂肪延緩胃排空時間，降低了碳水化合物的血糖應答，使多數高脂食物卻有低食物血糖生成指數值。[7] 因此在選擇食物時，除了考慮食物血糖生成指數之外，還是需要全面考慮食物的總量及含脂肪、鹽分等成分，進行綜合評估選用

食物選擇應兼顧食物的營養成分和食物血糖生成指數值。如在選擇澱粉類食物時，應着重於那些含脂肪較低、食物血糖生成指數值較低、未經精製的天然食物。食物血糖指數對指導臨床選擇食物有重要的作用，但必須清晰了解食物血糖指數不是絕對的。糖尿病的飲食控制關鍵還是在於食物的總量，低血糖指數食物如過量食用也不妥。表中大米飯與大米粥的血糖生成指數比較，大米飯的血糖指數高於大米粥，這主要是因為在一般情況下大米粥煮得不是很爛。由於各地區煲粥的方法不同，事實上不同方法煮出來的大米粥其血糖指數是不同的，如久熬高度糊化的粥其血糖指數要高得多。這也就是為甚麼即使數據顯示大米粥血糖指數低於大米飯，而臨床上仍建議糖尿病患者儘量少喝粥。

食物血糖指數的臨床意義

- 以較佳辦法控制血糖，尤其是餐後血糖有重要意義
- 指導購買合適食材
- 指導食物烹調技巧
- 指導合理選擇某一種具體食物。如盛傳南瓜可降血糖，但

事實上過量進食南瓜血糖會升高，南瓜的血糖生成指數為75，屬於高升糖指數食物，應該合理食用。[8]

- 食物血糖指數是選擇食物的一個參考，在選擇低血糖生成指數食物時，還要特別注意食物的總量不可過量

糖尿病飲食的細節

飲食控制是糖尿病治療的重要措施之一，但必須合理實施飲食控制，同時還需要注意飲食的均衡性。

不論採用任何藥物治療糖尿病，飲食控制是基礎治療，但對於剛剛確診糖尿病或糖尿病前期患者，短時間裏強化控制飲食，可能難以接受，如一位向來每餐吃三碗飯的人忽然要減少每餐只吃一碗，確實有些困難。建議應該採用循序漸進的方式逐步達到，或配合進食其他低能量大體積的食物，如多吃青菜等。

節日期間慎防飲食過量

傳統佳節，家人團圓，朋友聚會，推杯換盞，觥籌交錯，大快朵頤。但糖尿病患者進應以粗茶淡飯為主，避免厚味之品和飲食過量。春節期間，要預防血糖波動。首先，要勞逸結合，適當參加體育活動，不要過分靜臥、靜坐；其次，飲食要均衡，不可暴飲和貪食，要控制進食量。其他節日如元宵節、端午節、中秋

節等均有應節食品，如湯圓、粽子、月餅等均不可過量進食。

飲食控制與進補

糖尿病患者多數超重，根據中醫治則，虛則補之，無虛不補。因此一般情況無需進補，反而需要少吃減肥。但如果身體虛弱，則可根據機體氣血陰陽不足的具體情況來判定。

知多一點點

節制飲食及增加飽腹感的技巧

- 喝水
- 注意飲食順序，如飯前喝湯，進餐時先進食低熱量的食物、蔬菜等，最後才進食高熱量食物
- 刷牙，當口中清新爽淡時，可能不太想再吃東西
- 飲食清淡乏味
- 選食體積比較大的食物，如海藻類、蘑菇類、大葉蔬菜等低熱量食物
- 煮食魚肉類、貝殼類食物時儘量保留骨頭或貝殼以增加視覺效果，而且吃起來比較費時，防止進餐速度過快，食量也變多
- 避免把食物烹調得太爛，以增加咀嚼的機會，不斷咀嚼會延長進餐時間，並可刺激相應的中樞神經，以增加飽腹感

飢餓與飲食的定時定量

飢餓是糖尿病的一種症狀，病情改善後飢餓感會隨之減輕；進食量明顯減少，胃腸道不適應，但適應幾天後飢餓感會慢慢減

輕。飲食治療中感到飢餓難忍可採取如下措施進行調整：

- 多吃低熱量、高體積的食品，如各種蔬菜
- 少量多餐，將正餐的主食分出四分之一的分量作為加餐
- 多選用粗雜糧代替精細糧，可有更強的飽腹感
- 將口味變清淡，也會降低食慾
- 多飲水，不但有利於體內的廢物充分排除和血糖的稀釋，還能減少飢餓感

少食多餐與總量控制

糖尿病飲食的限制重在總量限制，三餐合理進食，少量多餐，定時定量定餐有益於血糖的穩定。少量多餐既能保證營養充足，又可減輕胰腺負擔，有利於控制血糖。定時定量定餐與藥物作用、運動時間保持一致，使血糖不會波動太大。

每日保證至少進食 3 餐，注射胰島素者進食 4~5 餐為宜，可以預防低血糖發生。少量多餐中，少量是多餐的前提，應該保證總量不變，如過於頻密地加餐使總量增加，那是不正確的。晚餐更不能進食過量。如能把握進食總量問題，即使參加一些不可推辭的酒宴，都能明確了解如何進食了。

膳食纖維

適量增加膳食纖維攝入。膳食纖維是複合糖，但胃腸道不能消化吸收膳食纖維而不產生熱量，能起降血糖、降血脂、直接遏

制冠狀動脈硬化、保持大便暢通及預防腸道腫瘤、保護皮膚、保護口腔並減少飢餓感等多方面的作用。[9]

膳食纖維包括可溶性纖維和不溶性纖維。可溶性纖維有燕麥、蕎麥、水果中的果膠、海藻類中的藻膠及蒟蒻製品及芹菜、竹筍、木耳、菇類等。不溶性纖維有穀物的表皮（粗糧）、水果的皮核、蔬菜的莖葉、玉米麵等。根據《中國居民膳食指南》，每日膳食纖維的攝入量推薦為25~30克。[10]

豆類、富含纖維的穀物類、水果、蔬菜和全麥食物均為膳食纖維的良好來源，但需要注意過多的纖維素可能引起消化不良，影響鈣、鐵、鋅等元素的吸收，降低蛋白質的消化與吸收。

表 7.11　部分食物每百克膳食纖維含量

食物	膳食纖維（克）	食物	膳食纖維（克）
全麥粉	12.6	蠶豆乾	9.8
蕎麥麵	12.3	青豆	4
燕麥片	5.3	海帶乾	6.1
小米	1.6	甘薯	3
白麵粉	1.2	馬鈴薯	1.6
冬菇乾	32.3	胡蘿蔔	1.1
香菇乾	31.6	白蘿蔔	1
白木耳乾	30.4	黃芽白	0.6

黑木耳	29.9	炒花生	6.3
黃豆乾	15.5	番石榴	5.9
鮮黃豆	4	白橄欖	4
豌豆乾	8.6	櫻桃	3.9
金針菜	7.7	桂圓乾	2
桃	1.3	雪梨	0.8
蘋果	0.8		

資料來源：許曼音主編：《享受健康人生糖尿病細說與圖解》，（上海：上海科學技術文獻出版社，2010 年 8 月第 2 版），頁 241。

食物中其他營養成分的考慮

如果糖尿病飲食品種單一，有可能造成營養失衡。例如，各種維生素存在於粗糧、乾豆、蛋類、綠葉蔬菜、水果之中；鈣質廣泛存在於牛奶、豆製品、海產中；微量元素鉻於菌菇類、牛肉、動物肝臟、粗糧中較多；與胰島素活性有關的微量元素鋅存在於粗糧、豆製品、海產、動物肝臟、紅肉等食物中。因此在強調某一食物的不足之處，又要考慮對身體的整體健康的益處，顧及整體需求。

調味品

糖尿病患者一般主張飲食需要清淡，煮食避免油炸、油煎等，宜採取煮、燉、蒸、拌、燜等烹調方式。煮食不能隨便加糖，飯菜要少放鹽。鈉鹽限制在每日 6 克以內，如有合併症則飲食注意須更加嚴格。

烹調宜用植物性油脂。忌辛辣，儘量用自然調味品如生薑、蒜頭、葱及辣椒等。有時還可使用香草、紫蘇、薄荷等來調味。

低鹽烹調技巧：要調成辣味，可使用胡椒、辣椒、芥末等

使用新鮮食材：煮湯儘量使用天然食物，如冬菇、香菇、海帶、魚乾、紫菜等，這些食療比較清淡，但有其獨特風味，較容易被接受。當然如有腎功能差而血鉀偏高者則需要慎用

儘量少吃醃製品：使用有氣味的蔬菜香料調味，如生薑、蒜頭、辣椒、香草、紫蘇、薄荷、香草等，也可以使用醋、橘子、檸檬等酸味調味品

- 煮好食物再加鹽，並把鹽撒在食物表面

- 使用低鹽調味品：如用醬油，或將醬油加水稀釋後用以蘸食物吃。但需要注意避免既用醬油又用鹽

- 少吃火鍋：一般來説，糖尿病患者不可經常吃火鍋，但在血糖控制良好的基礎上偶爾吃幾次未嘗不可，但需要講究進食技巧

1. 湯底清淡

主張用清湯做火鍋湯底，避免使用麻辣等油膩湯底。清湯鍋

底多以大骨或雞骨熬製，冷卻後去掉上層浮油，使湯底清爽不油膩。可以用蔬菜熬湯，如海帶、香菇、番茄等，都能讓湯底更鮮美、味道好且不油膩。

2. 肉菜搭配

蔬菜是最好的涮鍋材料，富含維生素、礦物質，熱量少纖維多，對血糖影響小，又有飽腹感，可適度增加，以此來避免進食過多肉類或澱粉類食物。另外可加食用蒟蒻等低熱量高纖維食品

肉類的選擇以含油較少的魚、蝦、雞肉或新鮮的豬、牛、羊瘦肉片為主。雖然肉類經熱水焯熟可減少油脂，減少熱量，但每餐仍應控制在約 2~3 兩以內。

3. 低糖主食

主食可選用適合於火鍋及低糖生成指數的食品，如以蕎麥、蓧麥或玉米麵為宜，這幾種食物血糖指數低，富含膳食纖維。

適合糖尿病患者的水果

水果中都含糖，糖尿病患者便不能吃水果？水果口感好，還能補充大量維生素、果酸和礦物質，患者可以選擇食用水果，但必須掌握時機以及數量。糖尿病患者禁食水果是不正確的，因為水果中含有大量的維生素、纖維素和礦物質，這些對糖尿病人是有益的。水果中含的糖分有葡萄糖、果糖和蔗糖，其中果糖在代謝時不需胰島素。再者，不同的水果中含糖量多寡不一，不可等同看待。

血糖控制平穩可以選用水果，但需代替部分主食，將水果的熱量計入每日總熱量之內，選用時減去相應的碳水化合物的分量。如水果中含碳水化合物約為 6%~20%，每吃一份水果，應扣除一定分量的主食，少食 25 克的主食可換蘋果、橘子、桃子 150 克，梨 100 克、西瓜 500 克等。水果的吃法也要講究，不要在進餐後馬上進食，可在兩餐之間或睡前進食，這樣可避免餐後血糖太高。

不同水果的含糖量不同，選用時需加留意。如：西瓜、蘋果、梨、桔子、柚子、桑葚、奇異果等含糖量相對較低，可適當選用；而香蕉、紅棗、荔枝、柿子、紅果等含糖量較高的水果應限量進食。西瓜含糖量雖低，但也不宜多食。不少蔬菜可作為水果食用，如番茄、黃瓜、菜瓜等。每百克食品糖含量在 5 克以下，又富含維生素，適合糖尿患者食用，可予推廣。而部分水果的乾品含糖量高，一般情況儘量少進食。

表 7.12　部分常見水果每百克含糖量簡表

含糖量分類（克）	水果（克）
<10	西瓜 甜瓜 青梅 檸檬 木瓜 草莓 楊桃 哈密瓜 芒果 李子 杏 柚 黃皮果 楊梅 枇杷
10~20	櫻桃 葡萄 福橘 橘子 菠蘿 桃子 梨 蘋果 桑葚 橄欖 黑加侖子 無花果 龍眼 荔枝 柿子 石榴 海棠果

含糖量分類（克）	水果（克）
>20	雪梨 香蕉 紅果（山裏紅、大山楂） 菠蘿蜜 芭蕉 鮮棗 椰子 桑葚乾
>60	柿餅 桂圓乾 桂圓肉 棗（乾） 金絲小棗 棗（大、乾） 紅果乾 杏乾 葡萄乾 橘餅

資料來源：楊月欣、王光亞、潘興昌：《中國食物成分表【第一冊】》，（北京：北京大學醫學出版社，2009 年 12 月第 2 版），頁 61~77。

註

[1] 蔣國彥主編：《實用糖尿病學》（北京：人民衛生出版社，1992 年 9 月第 1 版），頁 112。

[2] 李浩明、高藍：〈二十二碳六烯酸（DHA）和二十碳五烯酸（EPA）的開發與應用〉，《中國食品添加劑》，1998 年，（1），頁 9~12。

[3] 中國營養學會：《中國居民膳食指南》（拉薩：西藏人民出版社，2010 年 12 月第 1 版），頁 56。

[4] Jenkins DJ, Wolever TM, Taylor RH et al., "Glyemic index of foods：a physiological basis for carbohydrate exchange", *Am J Clin Nutr*, 1981, 34(3), pp362~366.

[5] Stacey J. Bell and Vally sears, "low-glycemie-load diets: impact on obesity and chronic diseases", *Critical Reviews in Food Science and Nutrition*, 2003, 43(4), pp357~377.

[6] 李明秀綜述：〈血糖生成指數與糖尿病飲食管理〉，《腸外與腸內營養》，2005 年 9 月第 12 卷第 5 期，頁 303~305。

[7] 胡若梅：〈食物血糖生成指數在糖尿病健康教育的應用研究進展〉，《中國慢性病預防與控制》，2006 年，14(1)，頁 58~60。

[8] 侯方、楊國榮、張優蕊等：〈南瓜對血糖的影響〉，《中國慢性病預防與控制》，2006 年，14(1)，頁 60。

[9] 黃凱豐、杜明鳳：〈膳食纖維研究進展〉，《河北農業科學》，2009 年，13(5)，頁 53~55。

[10] 中國營養學會：《中國居民膳食指南》（拉薩：西藏人民出版社，2010 年 12 月第 1 版），頁 21。

八、糖尿病藥膳食療

主食類

糖尿病患者一般不主張進食過多粥類主食，主要原因是粥類血糖生成指數偏高，尤其是長時間熬煮高度糊化的粥類，其血糖生成指數更高，進食後會令餐後血糖很快升高，但很快又因飢餓而再進食，造成血糖控制不佳，但是合理食粥不是絕對不可。

糖尿病患者食粥需要注意：

- 不可每餐吃粥
- 煮粥時盡可能加入其他食料
- 選擇小米等雜糧煮粥，或混合小米、大米等一起煮
- 避免長時間熬煮令粥煮得太爛，糊化程度過高而至血糖生成指數太高

煮粥加配料製作分兩類：一類配料與米同時煮爛，如綠豆、紅豆粥、豌豆粥；另一類即煮好粥後放入各種配料，如廣州式的魚粥和瘦肉粥等。

• 大米與小米

中醫認為大米味甘性平，具有補中益氣、健脾養胃、益精強志、和五臟、通血脈、聰耳明目止煩、止渴、止瀉的功效，稱譽為“五穀之首”。小米又稱粟米，是中國古代的“五穀”之一，也是北方人喜愛的主要糧食之一。小米分為粳性小米、糯性小米和混合小米。

瘦肉粥

【材料】里脊肉 25 克，雞蛋 1 隻，生薑 5 片，鹽 1 克，大米 100 克

【製作】選用嫩里脊肉，切成肉絲，用蛋清、鹽抓勻，盛入碗內備用。生薑切絲，米粥熬煮八成熟時加入肉末，大火再煮滾後，保持微火沸騰 3 分鐘，加生薑調味即成

小米粥

小米粥的血糖生成指數為中等高。對喜歡喝粥的糖尿病患者來說是可以接受的。可單獨煮熬，亦可與山藥、百合、紅豆、蓮子等一同熬粥。小米也可與大米等主食一同蒸煮成乾飯。

蓮子百合紅豆粥

【材料】新鮮蓮子 50 克，新鮮百合 50 克，紅豆 30 克，東北米 100 克

【製作】蓮子洗淨去蓮芯，百合洗淨去蒂，紅豆用冷水浸泡 2 小時以上，預先蒸熟備用。東北米洗淨加水適量浸泡 1 小時後，以大火煮開，再加入蓮子、紅豆、百合，繼續熬煮約 30 分鐘

山藥薏仁粥

【材料】山藥 30 克，或新鮮山藥 100 克，薏米 50 克，大米 50 克

【製作】山藥先行浸泡，如為新鮮山藥，則洗淨去皮，切成小塊。薏米洗淨，蓮子去蓮芯。大米洗淨浸泡半小時，大火燒開後，轉小火熬煮 1 個小時至粥熟

黑米麥片粥

【材料】黑米 100 克，麥片 30 克

【製作】黑米以水泡 2 小時，加水煮熬至八成熟時加入麥片，再小火煮 5 分鐘即成

• 蕎麥

蕎麥含有豐富的植物蛋白、礦物質、維生素和膳食纖維。在蛋白質的氨基酸組成中，賴氨酸含量非常豐富，因而其生物價值高於大米和小麥。由於含膳食纖維多，對餐後血糖影響較小，故糖尿病患者可選用作為主食。蕎麥莖和葉含有大量黃酮類物質及維生素 P 等，具有一定的降血糖、降血脂和降血壓的作用。[1]

常用方法：可做蕎麥麵條、蕎麥饅頭等主食

蕎麥麵

【材料】蕎麥麵，黃瓜，生粉，牛肉，麻油，葱，米醋，花椒粉，生抽，胡椒粉

【製作】蕎麥麵煮熟放涼，瀝乾水分，拌橄欖油一勺防黏連。牛肉切丁用生粉拌勻，黃瓜切絲，葱花少許。鍋內油燒熱後，加牛肉丁、葱花炒香，依次加生抽、花椒粉、米醋炒至牛肉上色即可停火。製成調味料澆上，撒上黃瓜絲拌勻食用

燕麥雞蛋飲

【材料】燕麥片 25 克，雞蛋 1 隻，牛奶 100 毫升，水 150 毫升

【製作】在小鍋中加入水和燕麥片，攪拌煮開，加雞蛋並將雞蛋攪碎，待雞蛋煮熟後關火。加入 100 毫升鮮牛奶煮開，可熱吃也可放涼後放在冰箱中冷吃

麥片加牛奶

麥片是一種高纖維食物，富含蛋白質、脂肪、碳水化合物和維生素及微量元素。牛奶含有豐富的蛋白質、維生素和微量元素，能給糖尿病患者提供多種營養成分。

【製作】將無糖麥片 50 克，用開水沖泡後煮開，再加 250 毫升無糖新鮮牛奶沖調飲用。每周 2~3 次早餐選用

菜餚類

• 山藥

山藥為薯蕷科植物薯蕷的塊根，具有補脾養胃、補肺益腎的功效。山藥的最大特點是含有大量的黏蛋白。黏蛋白是一種多糖蛋白質的混合物，黏蛋白是形成人體胃腸內壁黏膜的水溶性膳食纖維，芋頭和秋葵中也有。黏蛋白能防止脂肪沉積在心血管上，保持血管彈性，阻止動脈粥樣硬化過早發生。山藥還具有調節或增強免疫功能、調整腸胃功能、降低血糖、降脂、抗衰老、抗氧化和抗腫瘤等作用。[2] 山藥所含的另一重要成分山藥多糖具有一定降血糖作用。[3]

山藥荷蘭豆炒木耳

【材料】新鮮山藥 100 克，荷蘭豆 50 克，黑木耳 10 克，瘦肉 100 克，鹽 3 克，橄欖油 6 毫升、枸杞 10 克

【製作】黑木耳以水泡 2 小時，洗淨剪蒂撕成小朵，荷蘭豆洗淨去蒂剔筋，枸杞洗淨泡發。瘦肉切片加適量澱粉拌勻。山藥洗淨去皮切片，放入清水裏防止氧化變黑；將山藥、荷蘭豆放入沸水中焯燙約 2 分鐘，撈出瀝乾水備用。

炒鍋燒熱加油，下瘦肉片，快速翻炒至變色後舀出備用。鍋內再加油，下荷蘭豆、黑木耳與山藥，翻炒 2 分鐘。再放入炒好

的瘦肉，加鹽、放入葱花，加水約 5 毫升，翻炒即成

山藥烏雞湯

【材料】新鮮山藥 200 克，烏雞 1 隻（約 250 克），枸杞 15 克，胡蘿蔔 1 條（約 50 克），生薑 5~8 片，葱、胡椒粉適量，黃酒 10 毫升，鹽 3 克

【製作】山藥去皮切塊，烏雞剁小塊，胡蘿蔔去皮切塊，葱剪段。烏雞與涼水一起下鍋，大火焯出烏雞裏的血沫，撈出烏雞，用熱水沖去烏雞表面的浮沫。將雞塊及生薑投入鍋中加水，中大火燒開後，加入枸杞、山藥，蓋上改小火保持微滾 30 分鐘；關火前加鹽、黃酒、胡椒粉及葱調味即成。烏雞可改用鴿肉或甲魚

• 魔芋

魔芋又名蒟蒻，其主要成分為葡甘露聚糖，這種物質屬可溶性多糖類。蒟蒻有極強的吸水膨脹性，含熱量低，因此它既能控制攝入的總熱量，又能增加飽腹感，減輕糖尿病人飢餓感，還能增加腸內容物的體積，改善大便結燥狀態。蒟蒻食品的降糖效果與鋅等微量元素有密切關係，還可能與葡甘聚糖的可溶性膳食纖維有關。蒟蒻葡甘聚糖分子量高，是黏性大的膳食纖維，能延緩萄葡糖的吸收，有效地對抑制餐後血糖的升高，從而控制餐後血糖。[4,5]

蒟蒻排骨湯

【材料】蒟蒻 200 克，排骨 250 克，老薑 5 片，葱 2 條，鹽 3 克

【製作】蒟蒻切塊，老薑切片，排骨洗淨剁塊焯水。將排骨、蒟蒻及薑片同時放入鍋內，加適量清水。蓋上鍋蓋，中至大火煮開後轉小火滾 15~30 分鐘。最後放入鹽、葱。加蓋焖 3 分鐘即成

蒟蒻燒鴨

【材料】鴨半隻（約 500 克），蒟蒻 100 克，老薑 5 片，乾辣椒 2 根，花椒粒 10 粒，小茴香 3 克，鹽 5 克

【製作】蒟蒻切小塊，清水煮沸後，撈出備用。鴨洗淨剁小塊加入老薑醃 10 分鐘。鍋中放油 3 毫升，加入鴨肉、乾辣椒、花椒粒，炒至鍋底冒油時加入蒟蒻並加水適量，大火煮開後再滾 20 分鐘即成，如水過多則需要加時收水

• 大豆

大豆的營養價值很高，故被稱為豆中之王、田中之肉、綠色的牛乳等。黃豆中的鉻等微量元素參與糖代謝，可避免血糖升高。[6] 大豆所含植物雌激素與內生雌激素相似的結構，能與雌激素受體結合，在代謝等方面發揮雌激素樣的效應。[7] 如有胃腸不適、青春發育期男性等不宜過量食用。

豆腐

豆腐有南北豆腐之分。南豆腐色澤白，嫩；北豆腐則相對發黃，比較老。南豆腐是用石膏作為凝固劑，北豆腐是用鹽滷作為凝固劑。北豆腐或稱北方豆腐，又稱老豆腐、硬豆腐。其特點是硬度、彈性、韌性較南豆腐強，口味較南豆腐香，含水量較南豆腐低。北豆腐又稱滷水豆腐，顧名思義它的成型劑是滷水，相比南豆腐質地要堅實一些，但切面不如南豆腐細滑。豆腐可用開水焯後淋上生抽直接食用，也可與其他食物配伍烹煮。

黃豆蛤蜊湯

【材料】乾黃豆 30 克，鮮蛤蜊 500 克，老薑片 5~8 片，香葱 2 條，白胡椒粉少許，鹽 3 克，油 5 毫升，水 1000 毫升

【製作】鮮蛤蜊入清水靜養約 3 小時，期間換水 2 次。洗淨鮮蛤蜊，瀝乾水分，備用。乾黃豆用清水泡約 6 小時，煮熟備用。香葱剪成葱花。油入鍋中，燒至微熱放入薑片爆香，倒入蛤蜊，炒至開殼後加入清水約 1000 毫升，開鍋後加入煮好的黃豆，鹽和胡椒粉，加蓋保持沸騰 3 分鐘，出鍋前投入葱花即成

• 苦瓜

《本草綱目》載："苦瓜味苦，性寒涼，無毒，具有除邪熱、解疲乏、清心明目、益氣壯陽之功"。

研究表明苦瓜具有類胰島素樣作用，能刺激胰島 β 細胞增

加胰島素的分泌，改善葡萄糖代謝及改善胰島素抵抗等作用。[8] 對於燥熱類型的糖尿病患者，用苦瓜做菜或煲湯不失為良好選擇，對於脾胃虛弱、腹瀉者不宜。此外，苦瓜含鉀高，腎衰高血鉀者亦不宜多食。苦瓜一般熟吃，也可涼拌，惟須注意衛生無污染。

苦瓜炒雞蛋

【材料】苦瓜 1 條 (約 250 克)，雞蛋 3 隻，橄欖油 10 克，鹽 3 克

【製作】苦瓜洗淨去籽切片。雞蛋打入碗中，拌勻備用。鍋內加入沸水，放入苦瓜焯水撈出，放少許鹽醃 3 分鐘後，擠去水分。鍋內倒油燒至四成熱時，倒入調好的蛋汁，翻炒雞蛋至塊狀；倒入苦瓜翻炒 3 分鐘即成

涼拌苦瓜

【材料】苦瓜 1 條 (約 250 克)，熟植物油 5 毫升，生抽 5 毫升，辣椒絲 25 克，蒜泥 5 克，鹽 3 克

【製作】將苦瓜剖開兩半，去籽洗淨後切條，在沸水中燙一下放入涼開水中浸涼撈出，控淨水分。將苦瓜條加辣椒絲、鹽，控出水分，然後再放涼開水中浸涼撈出，放入生抽、蒜泥和熟油拌勻即可

苦瓜蚌肉湯

【材料】苦瓜 1 條 (約 250 克)，蚌肉 100 克，橄欖油 5 毫升，鹽 3 克

【製作】將活蚌用清水養 1~2 天，去泥味後取出其肉，與苦瓜共煮湯，加少許油、鹽調味即成

苦瓜排骨湯

【材料】排骨 200 克，苦瓜 1 條 (約 250 克)，香菇 5 朵，鹽 3 克

【製作】排骨剁小段，焯水沖洗乾淨備用。苦瓜洗淨去籽切塊，香菇泡發剪蒂。砂鍋中放排骨、香菇加水，大火燒開後改中火續煮 30 分鐘。放入苦瓜再煮 5 分鐘，下鹽調味即可

• 洋葱

洋葱屬百合科葱屬，為兩年生草本植物。洋葱含有含硫化合物、甾體皂苷、黃酮類化合物和多糖等活性物質，具有抑菌消炎、抗癌、抗血小板凝集、抗血栓及抗氧化、降血糖和降膽固醇等多種功能。常食用洋葱對癌症、冠心病、肥胖、高膽固醇血症、糖尿病、高血壓、白內障和胃腸道疾病均有積極的預防作用。[9]

通常情況下，每天堅持食四分之一個洋葱。洋葱適合大部分人食用，但如有眼睛急性炎症者則暫勿食用。

洋蔥炒肉

【材料】紫色洋蔥 1 個，里脊肉 250 克，辣椒 1 根，生粉 10 克，鹽 2 克

【製作】把洋蔥扒皮，洗淨，切成小塊。把里脊肉洗淨，切成薄片，用剁辣椒、生粉醃 3 分鐘左右。鍋熱油，待油溫八成熱時，滑入肉絲，迅速撥散，炒至肉片變色再加入洋蔥翻炒片刻，直至洋蔥炒出香味，加鹽調味起鍋

- **黑木耳**

黑木耳對四氧嘧啶所建立的大鼠糖尿病動物模型的血糖有下降作用。[10] 黑木耳多糖具有明顯抗凝血作用，抗血栓作用及動脈硬化性腦梗塞，促進機體免疫功能，降低高膽固醇血症小鼠血清膽固醇含量，對機體細胞損傷有保護作用，及抗衰老、抗突變和抗活性氧等作用。[11]

黑木耳吃法多樣，可煮、炒、燜、煲湯等，也可涼拌，唯涼拌時需注意潔淨無污染。

黑木耳冬瓜排骨湯

【材料】黑木耳 15 克，冬瓜 250 克，豬排骨 250 克，生薑 10 片，香菜 1 小紮，香蔥 2 棵，鹽 3 克，水 1500 毫升

【製作】冬瓜去皮去籽切片，豬排骨洗淨剁成小塊；木耳提前泡水 2 小時以上，洗淨去蒂撕成小片。香菜洗淨，香蔥洗淨剪

段。豬排骨放入滾水焯去血腥，撈起備用。鍋中放水約 1500 毫升，放入豬排骨和生薑，大火煮開後加入冬瓜片、黑木耳，改用小火燜煮 30 分鐘左右，最後快出鍋之前加入香菜和香葱，即成

• 黃瓜

黃瓜清熱利水，解毒消腫，生津止渴。主治身熱煩渴，咽喉腫痛，風熱眼疾，濕熱黃疸，小便不利等病症。黃瓜清脆爽口，是不少人開胃的首選。黃瓜可生食，需注意衛生。黃瓜性涼，凡脾胃虛弱、腹痛腹瀉、肺寒咳嗽者應少吃。

木耳拌黃瓜

【材料】黃瓜 1 條，黑木耳 30 克，生抽 5 毫升，醋 10 毫升，麻油 5 毫升

【製作】黃瓜洗淨去皮，切成小片。將木耳浸泡水發 2 小時，洗淨剪蒂撕成小片，入沸水中焯 5 分鐘撈起裝盤，加入切好的黃瓜片及生抽和醋、香油調味拌勻即成

• 茄子

茄子性味甘寒涼，有清熱解毒、活血消腫、涼血止血之功。富含維生素 P 和抗癌物質龍葵鹼，具有保護心腦血管、抗衰老、抗癌等藥理作用。[12] 為糖尿病多食易飢者或有各種血管合併症者的佳蔬。常用方法為熟食。本品性寒，脾胃虛弱者少食。

茄子肉末

【材料】茄子 2 條，豬瘦肉 250 克，生薑 6 片，獨頭蒜 3 個，香葱 2 根，生抽 5 毫升，鹽 2 克，生粉 5 克

【製作】茄子洗淨，切成條狀擺盤隔水蒸 20 分鐘。生薑切絲。獨頭蒜洗淨切碎粒。豬瘦肉剁成肉末，放薑、生抽、生粉醃勻 3 分鐘。炒鍋燒熱倒油，肉末煸炒至近白色時加入生抽及生薑絲，再加水約 10 毫升，加蓋煮開後即撒入葱花、鹽調味，將煮好的肉末倒在蒸熟的茄子上即成

• 番茄

番茄性味甘酸微寒，具有生津止渴、健胃消食之功。番茄含有胡蘿蔔素及多種維生素和礦物質，其中鈣、磷最多，其次是鋅和鐵，還有硼、錳、銅、碘等重要微量元素。番茄中所含的番茄紅素具有抗氧化、清除自由基等作用，對預防腫瘤、心腦血管病及預防腫瘤尤其是前列腺腫瘤等有一定的幫助。[13,14] 常用方法有：番茄生食、炒食及番茄洗淨搗汁，傳統吃法是番茄炒蛋等。

番茄魚片湯

【材料】淨草魚肉 250 克，鮮番茄 2 個，雞蛋清 1 個，鹽 3 克，獨頭蒜 1 個，胡椒粉 1 克，橄欖油 5 毫升，生粉 10 克

【製作】將魚肉洗淨，斜刀切成薄片，盛入容器內，加橄欖油、鹽、雞蛋清及生粉調勻備用。每個番茄切成 4 瓣，置於水中

加生薑、蒜頭大火煮開後，倒入已調味的魚片，保持沸騰約 3~5 分鐘，加入胡椒粉調味即成

• 香菇

香菇性味甘平，健脾益胃，具有高蛋白低脂肪的特點，對於患高血脂和肥胖的患者，無疑是較好的食品。香菇在菌類食品中含蛋白質最高，也含有礦物元素、維生素及碳水化合物。它有提高機體免疫能力、降血脂、降血壓、防治動脈硬化、抗癌、抗病毒及調節糖代謝等作用。[15]

香菇西蘭花木耳肉片湯

【材料】香菇 5 朵，西蘭花 1 朵，木耳 5 朵，豬肉 150 克，生抽 10 毫升，薑 3 片

【製作】西蘭花洗淨後切成小朵；香菇浸泡 3 小時以上洗淨切絲；木耳先行浸泡 3 小時以上，洗淨剪蒂撕成小片。豬肉洗淨切片，然後用適量生粉、生抽、生油醃製 5 分鐘。水開後加入薑片、香菇及木耳；煮沸後加入西蘭花；再次煮沸時加入肉片

羅漢上素

【材料】鮮蘑菇 60 克，草菇 60 克，乾香菇 15 克，黑木耳 10 克，玉米筍或筍片 30 克，胡蘿蔔 30 克，油 1 湯匙，鹽 3 克

【製作】香菇、銀耳泡軟，去蒂洗淨。各種食材洗淨或需切

塊備用。蘑菇、草菇焯水。炒鍋置旺火，加油，將所有原料放入鍋內快速炒勻。加水、勾芡，淋少許香油即成

• 白蘿蔔

白蘿蔔湯可以增加飽腹感，避免糖尿病患者食用過多的食物。故特別適合糖尿病肥胖者。但脾胃虛寒、大便糖稀者不宜。

蘿蔔絲拌海蜇

【材料】蘿蔔 1 條 (約 250 克)，海蜇 50 克，鹽 3 克，白醋 5 毫升，香油 5 毫升，葱花、薑粒適量，獨頭蒜 1 個

【製作】白蘿蔔切絲，撒鹽，拌勻。約 30 分鐘後蘿蔔出水，將水倒掉，放入一點薑粒；海蜇洗淨切絲；獨頭蒜洗淨去皮，製成蒜茸，白醋，拌勻，將蘿蔔絲、海蜇放在一起，加蒜茸拌勻，撒上葱花潤色

白蘿蔔鯽魚湯

【材料】鯽魚 2 條 (約 250 克)，白蘿蔔 1 條 (約 500 克)，葱、薑、蒜及香菜適量，鹽 3 克

【製作】鯽魚去鱗去內臟，洗淨。鍋燒熱後下油，油熱後下鯽魚，兩面煎黃。把煎好的鯽魚推到鍋邊，利用鍋內剩油爆香葱薑蒜。鍋內注水，燒開後放入白蘿蔔以中火燜煮，及至白蘿蔔透明變軟，湯汁變白，加入鹽、胡椒粉，撒葱花和香菜即可。平時

也可用排骨或羊肉煲白蘿蔔湯，製作類似湯水

• **冬瓜**

冬瓜，性涼，味甘淡，有化濕利小便的作用。對於糖尿病合併痛風患者尤為適合。

冬瓜玉米湯

【材料】鮮嫩玉米 150 克，鮮冬瓜 350 克，鹽 3 克，植物油 5 毫升，葱末、生薑末適量

【製作】將鮮嫩玉米去外皮取玉米粒，鮮冬瓜洗淨切小塊，鍋燒熱入油，油熱入葱末、薑末煸炒數下，加水適量，入鮮嫩玉米粒、鮮冬瓜、鹽，大火燒開後再小火煮 10 分鐘即可

冬瓜番茄湯

【材料】冬瓜 500 克，番茄 2 個，薑絲少許，鹽 3 克

【製作】先用油將薑絲爆香，然後連同冬瓜切片及番茄一起放入鍋中，加水及調味料煮成湯

中藥湯水

黃芪山藥煲豬胰

【材料】黃芪、山藥各 30 克，豬胰（俗稱豬橫脷）1 具，鹽、生薑、橄欖油各適量

【製作】將黃芪、山藥洗淨浸泡 30 分鐘後置於砂鍋中，再放入洗淨的豬胰、生薑，加水適量，武火煮沸後，再用文火煲煮 1 小時左右，加入適量的鹽、油即成

【注意】適用於氣陰虧虛，症見口渴、尿頻量多，神疲乏力。可作佐食用，食肉飲湯，但尿酸高者不可多食

當歸參芪羊肉湯

【材料】羊肉 500 克，當歸 15 克，黨參 30 克，黃芪 60 克，生薑 15 片，鹽 5 克，黃酒 30 毫升

【製作】羊肉洗淨切塊，生薑切塊；當歸、黨參及黃芪沖水後預先浸泡 1 小時。鍋裏加水及薑片燒開，倒入羊肉焯水，後沖刷乾淨。將鍋裏水倒掉，再將鍋加熱後放油、葱、薑炒香，放羊肉加黃酒翻炒 3 分鐘，加入開水約 1500 毫升，大火燒開後移到砂鍋。當歸、黨參、黃芪用茶包袋裝好，一起放到鍋裏燒開後，再以中小火燜煮 1.2 小時，撇掉表面的油脂，放鹽調味即成。適合糖尿病氣血虧虛者，血尿酸高者則不宜多食

薏米冬瓜鴨肉湯

【材料】鴨子 500 克，薏仁 30 克，蓮子 30 克，冬瓜 500 克，麻油 3 克，鹽 3 克，生薑 5 片

【製作】鴨肉切去多餘脂肪或去皮，剁成小塊，冬瓜洗淨去皮或連皮切成大塊，薏仁和蓮子洗淨備用。把材料放進鍋裏，加入生薑 5 片，加水適量，大火燒開後改中小火滾 30 分鐘，加鹽、麻油調味即可，也可用排骨代替鴨肉，煮法相同。

註

[1] 張宏偉、張永紅、盧明俊等：〈食用蕎麥對血糖、血脂及血壓的影響〉，《環境與職業醫學》，2003 年，20(2)，頁 120~122，125。

[2] 黃桂東、鍾先鋒、易軍鵬：〈山藥的研究概況〉，《農產品加工學刊》，2006 年，70(7)，頁 55~57。

[3] 張紅英、趙現敏、崔保安：〈山藥多糖研究進展〉，《河南中醫學院學報》，2006 年，127(6)，頁 87~88。

[4] 黃承鈺、張茂玉、彭恕生等：〈魔芋食品對糖尿病患者血糖影響的研究〉，《營養學報》，1989 年，11(4)，頁 360~366。

[5] 趙岫、劉曉芳：〈魔芋對 2 型糖尿病餐後血糖干預治療的研究〉，《中國醫藥導報》，2009 年第 6 卷第 3 期，頁 14~16。

[6] 蔡曼兒、孫翰、薄芯：〈中國傳統發酵大豆製品的營養〉，《中國釀造》，2010 年第 2 期，頁 11~16。

[7] 李明秀：〈糖尿病病人飲食治療的新進展〉，《腸外與腸內營養》，2008 年，15(1)，頁 48~51。

[8] 霍宇、謝金鮮：〈苦瓜在糖尿病治療中的作用研究進展〉，《廣西中醫學院學報》，2010 年，13(2)，頁 80~82。

[9] 張媛柯、田榮波、張芳等：〈洋蔥研究進展〉，《實用中醫藥雜誌》，2010 年，26(8)，頁 590~591。

[10] 韓春然、馬永強、唐娟：〈黑木耳多糖的提取及降血糖作用〉，《食品與生物技術學報》，第 25 卷第 5 期 2006 年 9 月，頁 111~114。

[11] 張秀娟、季宇彬、曲中原等：〈黑木耳多糖藥理學研究進展〉，《中國微生態學雜

誌》，2003 年 12 月第 15 卷第 6 期，頁 373~374。

12 陳靜、王志敏、湯青林等：〈茄子的藥用價值及機理研究進展〉，《長江蔬菜（學術版）》，2011 年，(8)，頁 1~3。

13 王姗姗：〈番茄的藥用價值〉，《山西醫藥雜誌》，2011 年，40(11)，頁 1104~1106。

14 田麗萍、王進、薛琳：〈番茄紅素的研究概述〉，《農業與技術》2006 年 26(1)，頁 72~74。

15 張昕、張強、梁彥龍：〈香菇多糖的抗腫瘤和降糖作用機制的研究進展〉，《中國藥事》，2008 年第 22 卷第 2 期，頁 149~154。

第三部

糖尿病與養生調護

九、日常生活方式與運動

戒煙限酒有利糖尿病

戒煙

根據世界衛生組織的資料顯示，每六秒半鐘就有一人死於與吸煙相關的疾病。香煙草中的尼古丁是一種毒性強的物質，吸煙不但傷害肺，更重要的是對其他器官的傷害，包括血管內皮細胞。

與吸煙有明確相關的常見疾病有癌症、腦梗死、糖尿病周圍神經病變、冠心病、心絞痛、心肌梗死，閉塞性動脈硬化症，阻塞性肺病及血栓形成等。吸煙對心血管的危害已十分明確，是心血管疾病獨立的危險因素，糖尿病常併發高血壓病、高脂血症、動脈硬化、冠心病等心血管疾病，因此戒煙非常必要。

吸煙量與一些疾病的危險性直接相關，因此一時實在戒不了的也應該及時減量，把總量減少到一天五支以下，並力圖及時完全戒煙。

喝紅酒可預防糖尿病嗎？

適量飲酒有益健康，這對於健康者來說是比較普遍的認識。2005 年美國農業部提出美國人飲食指南推薦的飲酒量為，女性每天不超過 1 個酒精單位，約 15 毫升酒精；男性每天不超過 2 個酒精單位，大約相當於 350 毫升啤酒、150 毫升葡萄酒或 45 毫升蒸餾酒，建議每周飲酒不超過 2 次。[1]

飲酒及飲酒時的過量飲食常易使血糖明顯增高。研究顯示，酒精攝入量與二型糖尿病、冠心病和腦卒中的發病風險顯著相關，因此，不推薦糖尿病患者飲酒。[2]

飲酒對糖尿病患者的影響是多方面的，主要表現在：

- 發生高脂血症
- 糖尿病難於控制
- 引起營養不良
- 發生低血糖的風險，低血糖的症狀有時與醉酒的症狀相似，容易混淆，從而耽誤了低血糖的搶救
- 引起糖尿病症狀性酮症酸中毒
- 長期飲酒可引起酒精性肝炎，肝硬化及多種臟器損傷，並產生酒精依賴性、成癮性
- 使某些降糖、降脂或降壓藥的作用降低

合適的運動安排

在現代綜合醫學模式中，糖尿病的治療目的已由單純控制血糖水平轉變為有效預防、延緩併發症的發生，緩解疾病的症狀，幫助病人心理適應和改善生存質量。

運動不但具有減肥效果，還可改善胰島素敏感性、降糖及有助長期維持減肥效果等功能。無論一型或二型糖尿病，運動都可以提高胰島素的敏感性。運動時，儲存在肝內和肌肉內的糖原分解成葡萄糖，成為運動的能源，不斷消耗，從而使血糖下降。[3]

培養運動習慣

運動可以預防糖尿病的發生和發展，有利於延緩併發症，但不是每一位患者都能理解和能夠做到。運動需要長期堅持、循序漸進，並且需要個人化。

少成若天性，習慣成自然。適當進行體育鍛煉，可以減少內臟脂肪生成，減輕胰島素的抵抗性。一般來説，如果沒有明顯心血管併發症，腎功能良好，關節功能正常仍可進行適當運動。

對於忙碌的都市人來説，擠出專門進行體育運動的時間絕非易事，但不運動就設法多活動，有機地把工作、家務、上班與興趣愛好等緊密地結合起來，以達到一定的運動量或活動量，有人説：活動活動，活着就要動 —— 是有一定道理。運動必須符合個人的生活習慣，沒有興趣的運動是很難堅持的。因此建議糖尿病患者朋友應該根據自身的條件找一項有興趣的、適合自己生活方式、能堅持進行的運動。

糖尿病患者運動療法的禁忌症

糖尿病患者適當多做運動對病情是有好處的，但不是每個人都適合運動，尤其是大運動量的運動。

表 9.1　運動對於糖尿病的禁忌症與相對禁忌症[4]

糖尿病患者如伴有下列情況，運動暫列為禁忌症：
• 空腹易發生低血糖患者
• 應用胰島素和降糖藥常發生低血糖患者
• 嚴重的一型糖尿病或血糖大於 16.8mmol/L。血糖大於 14 mmol/L 者應減少活動，多休息，因為運動可誘發酮症酸中毒
• 併發糖尿病足、眼底病變、高熱、嚴重嘔吐、腹瀉，急性感染
• 併發嚴重高血壓，運動時血壓上升，增加玻璃體和視網膜出血的可能性
• 併發心腦血管疾病，運動時心、腦負擔加重，血漿容量減少，血管收縮，有誘發心絞痛、心肌梗死和心律失常的危險
• 糖尿病腎病者，血肌酐大於 176 μ mol/L，運動使腎血流量減少，令糖尿病腎病加重
較為劇烈的運動，老年糖尿病患者伴有下列情況者為相對禁忌症：
• 代償性心瓣膜病

• 運動後未加重的心律不齊
• 裝有心臟起搏器
• 有嚴重的靜脈曲張，過去曾發生血栓性靜脈炎者
• 神經肌肉疾病或關節畸形而有加重趨勢者
• 極度肥胖者
• 服用某些藥物，如：洋地黃制劑及 β 受體阻滯劑者
• 最近有暫時性腦缺血者
如合併骨關節病變的患者，要特備留意運動的方式，避免不當運動造成骨關節的進一步損害。

糖尿病患者的運動強度

運動有益健康，但不應只強調運動的益處而忽視了過量運動或不當運動所帶來的風險，如運動有導致冠心病患者出現心絞痛、心肌梗死或心律失常的危險性；有增殖性視網膜病變的患者有發生玻璃體積血的可能性；有神經病變的患者有發生下肢，特別是足部外傷的危險。

糖尿病患者需要根據自身具體情況制定運動方式和運動強度，必要時需要在專業人士的指導下制定運動計劃。一般來説，糖尿病患者適宜中、低強度的運動，而高強度的運動則不適宜。

表 9.2　運動強度

低強度運動	中強度運動	高強度運動
購物	快走，如每小時 5~6 公里	快跑、快速爬樓梯
邊散步，邊聊天	慢跑，如每小時 7~9 公里	快速游泳、長距離游泳
下樓梯	擦地、掃地、擦車	打籃球
簡單收拾	做早操	打羽毛球（單打）
駕車	游泳，如每分鐘 25~40 米	競技性強、運動劇烈、消耗體力過多的項目，如溜冰、滑雪、踢足球、打籃球等劇烈運動
織毛衣	慢速爬樓梯，每日 30~60 分鐘	大量消耗體力如登山、長跑

知多一點點

運動 30 分鐘的耗能計算

運動量等於活動時間乘以活動強度，運動量也可以根據耗能指數來計算。

每運動 30 分鐘所消耗能量的計算公式：

運動 30 分鐘消耗能量（千焦耳）= 體重（公斤）× 耗能指數 ×4.2

表 9.3　耗能參考指數簡表

運動項目	耗能指數
普通速度步行	0.8
騎單車	1.5
游泳	1.5
網球	2.5
快步走	3.0
滑雪	4.0
跑步	5.0

參考：赤沼安夫監修，張鐘月譯：《糖尿病自我診療與全面調養》（海口：海南出版公司，2009 年 10 月第 1 版），頁 136。

以體重 60 公斤的人為例，持續快步走 30 分鐘需要的能量為：

$60 \times 3 \times 4.2 = 756$ 千焦耳

有時多吃了不用過於緊張，只要肯邁步，去做運動便可以消耗部分能量，而且得到良好的身體鍛煉。

運動不可過量

華佗曾道："人體欲得勞動，但不當使極耳，動搖則穀氣得消，血脈流通，病不得生，譬猶戶樞，終不朽也。"意思是人要健康必須運動，但不可超過極限，這樣就會血脈流通，不易生病，就像不斷轉動的門樞不會腐朽。

過量的運動對於糖尿病患者是不利的，除了可能產生肌肉、關節損傷之外，還會造成低血糖、高血糖及對糖尿病諸多併發症的不良影響。不當運動可使血壓升高；對於存在視網膜病變的患者可能加速視網膜增殖性病變；激烈運動造成腎血流量過大過快，而加重蛋白濾過；伴有心臟自主神經功能障礙的患者可能出現運動後心率下降，甚至心律紊亂及體位性低血壓等。

適當運動就是控制運動量不要過大，運動量一般應控制在中等量，輕微出汗為宜，不宜大汗淋漓。或者運動時能夠不太費勁地與人説話，如果感到費力説明運動量過大了，應該及時減慢一點；或運動後不感到倦怠，而又微微出汗，感到舒服。

運動量需要因年齡而異，年齡越大，運動量應該越小。運動中的心率應該控制在 170 減年齡的差值左右。如 70 歲的老年人，運動中心率應在 170－70=100 次 / 分鐘。所以 50 歲左右者，以運動中每分鐘心率控制在 120 次左右，60 歲者可控制在 110 次左右；年輕者，運動時心率可以較此提高。

由於在運動進行中測心率是比較困難的，因此可在運動結束時測 20 秒之脈率，如 20 秒的脈率為 40 次，則每分鐘脈率為 120 次 / 分，如無心律紊亂，則脈率與心率是一致的。對於存在心臟自主神經功能紊亂者，這種計算方法並不適用，需要在專業指導下進行運動。一般糖尿患者每周運動 3~5 天，每次至少半小時。避免過度勞累、着涼。

《中國高血壓病防治指南 2010 年版》對運動提出了如下建議，可供參考：

一般的體力活動可增加能量消耗，對健康十分有益。而定期的體育鍛煉則可產生重要的治療作用，可降低血壓、改善糖代謝等。因此，建議每天應進行適當的 30 分鐘左右的體力活動；而每周則應有一次以上的有氧體育鍛煉，如步行、慢跑、騎單車、游泳、做健美操、跳舞和非比賽性划船等。

合理的體力活動計劃包括三個階段：

- 開始運動前 5~10 分鐘的輕度熱身活動
- 進行 20~30 分鐘的耐力活動或有氧運動
- 放鬆階段，約 5 分鐘，逐漸減少用力，使心腦血管系統的反應和身體產熱功能逐漸穩定下來。運動的形式和運動量均應根據個人的興趣和身體狀況而定

運動形式

糖尿病患者需要選擇比較溫和的運動方式。柔和運動是相對於劇烈運動而言，主要指短時間內耗體力小、出汗少的運動。而事實上一定年紀者存在不同程度的心功能下降，以及不同程度的骨關節問題，通常不適宜進行過於劇烈的運動，應提倡溫和運動。

由於溫和運動耗能少，因此要求長期堅持進行以及每次運動時間需要延長。溫和的運動包括：散步、健步走、慢速短程小跑、八段錦、太極拳、體操、羽毛球、乒乓球、騎車等項目。每個人

需要根據身體具體情況選擇適當的運動方式、強度和時間。不強求一定要選擇某一種運動形式，總體上要切合實際，即不會給自己的生活帶來太多負擔，且簡單易實行。

值得推薦的幾種運動

• 游泳

糖尿病患者，特別屬於比較肥胖者，首先推薦游泳。游泳是一高耗能運動而不損傷關節。腰及腿部，特別是膝關節等部位的負擔少，甚少因運動而出現關節損傷。

• 慢走——健步走——慢跑

這種運動方式適合難以抽時間進行長時間運動的上班一族，他們可以考慮早些出門在搭乘公共交通之前進行適量運動。

• 八段錦

顧名思義，八段錦一共包括八段，其中前四段的功用在於治病，後四段的功用在於強身。

運動時間

一般運動多選擇在餐後 2 小時左右進行，適於散步。但對於糖尿病患者，尤其是使用胰島素的患者要十分注意運動時間，以免發生低血糖。

對於糖尿病患者，運動時間應該於餐後 0.5~1 小時為宜。用胰島素和口服降糖藥者每天應定時運動，避免在胰島素和降糖藥發揮最大效應時運動，如應用短效胰島素 1.5 小時以後，口服降糖藥一般在 1 小時後。另有學者認為，一型糖尿病患者的運動時間宜選擇早晨，在胰島素使用前進行，以減少低血糖反應。

如清晨、傍晚，這些時段通常為空腹狀態，應注意適當加餐，再去運動，避免低血糖發生。早上血液黏度高，易誘發心、腦血管等急性併發症；過早運動，由於外界環境二氧化碳濃度高、空氣質量差，亦非最佳運動時間。運動以傍晚五到八時為佳，因為這時段是人的體力和耐力一天內的高峰，此時是進行體育鍛煉的最佳時間。此外，此時段進行體育鍛煉對睡眠亦相當有利。每次運動應該持續多久？如果運動時間為 30~60 分鐘，則每 15~30 分鐘需飲水 150~200 毫升，一般在運動前先喝較好。如運動時間超過 2 小時，便需要在運動後加餐。

運動前血糖不可過低

運動可能造成低血糖發生，運動相關的低血糖可能在運動時發生，尤其進行 30 分鐘以上的運動，或在運動後 2~12 小時，甚至在 24 小時內發生。

一般來說低血糖較少出現；而應用胰島素治療或促泌劑的治療者，如果運動前血糖低於 6.7mmol/L 者，則需要適當補充碳水化合物約 20~60 克，並對治療藥物進行適當調整，[7] 以免因運動出現低血糖。

運動時的安全保障

- 患者需隨身攜帶糖尿病卡，卡上應註明詳細的聯繫方式，如姓名、電話、家庭住址等
- 運動中需注意補充水分，隨身攜帶糖果，如出現飢餓感、心慌、出冷汗、頭暈、四肢無力等低血糖症狀時應及時服用糖果及飲水，並停止運動
- 注射胰島素的患者應選擇非運動部位注射，如跑步者選擇腹部而不能選擇下肢，以免胰島素吸收過快引起低血糖
- 運動應從低運動量開始，要循序漸進地增加運動強度。在運動過程中一定要注意安全，如有任何不適均應立即停止運動。如出現明顯的胸悶、胸痛、氣喘、失明、失語、肢體麻木等嚴重不適均要及時就醫

情志調節

糖尿病是一種身心疾病，與情緒障礙密切相關。焦慮、抑鬱是糖尿病患者的主要心理問題，抑鬱對糖尿病的治療極其不利，可引起糖代謝控制不佳，治療依從性下降，併發症的危險性增加。不良情緒對血糖控制有明顯不良影響，其機理可能與皮質醇及生長激素分泌增加，導致糖異生加強有關。[8]

糖尿病合併抑鬱症常見的表現有：

- 情緒低落
- 思維遲緩，反應減慢
- 興趣寡然，生活空虛，喜歡獨處，不願參加社交活動
- 焦慮
- 性慾減退
- 疲勞、心悸、胸悶、胃腸不適等徵狀

糖尿病教育、飲食治療、運動治療等綜合措施是控制其發展、提高治療效果的基本方法，這往往要求患者在飲食、情緒、體力活動等諸多方面進行嚴格控制，在不同程度改變患者原有的生活習慣，使患者感覺失去了生活樂趣或自由，帶來諸多生活、心理方面的沉重負擔，生存質量的下降程度更為嚴重。

表 9.4　糖尿病患者常見的心理障礙及特點 [9]

心理障礙	特點
內疚、歉意、焦慮、恐懼心理	昂貴的治療費使患者感覺愧對家庭；另擔憂疾病遺傳給孩子
悲觀、自暴自棄、失望、絕望心理	可能終生服藥、需控制飲食，感覺生活無樂趣
猜疑心理	懷疑猜測醫生、護士，對他人隱瞞其病情
負性情緒	焦慮狀態
鬆懈心理	病情平穩後，自律性降低，血糖檢測無定期，時常忘記服藥

心理輔導

對糖尿病患者不僅要重視臨床治療，還必須重視精神心理康復和社會適應，全面提高其生存質量。

心理輔導措施可從糖尿病患者的社會環境、身體狀態、心理因素等方面着手，採用放鬆療法、聆聽音樂、興趣培養、催眠暗示等心理治療，鼓勵加強自我修養，適當參與社會活動，保持樂觀情緒，消除引起情緒波動的因素。家人及同伴的支持對糖尿病患者的治療、心理也至關重要。必要時可尋求精神科，加服抗抑鬱藥物或抗焦慮藥物，[10]但需注意其不良反應。

中醫治療

糖尿病合併抑鬱症，屬於中醫鬱證範疇。多由於情志所傷，肝氣鬱結，逐漸引起五臟氣機不和所致。臨床通常分為實證和虛證。實證主要包括肝氣鬱結、氣鬱化火，氣滯痰鬱等；虛證包括憂鬱傷神、心脾兩虛、陰虛火旺等，臨床需進行辨證治療。

醫案　糖尿病患者需要健康的心理狀態

患者女性 70 歲。2013 年 3 月諮詢。患者 62 歲時體檢血糖偏高，醫生告誡她可暫時採用飲食控制並定期檢查，隨時調整治療方案。

患者進行飲食控制後感覺十分疲勞及麻煩，覺得血糖高一點又沒有不舒服，控制飲食後反而頭暈眼花、渾身無力，苦不堪言。認為過往生活困難，沒得吃；現在有病，不能吃，實在難受，又認為自己年紀大了，不知還能多活幾年，於是悄悄地取消飲食限制，也不限水果，基本上平時愛吃甚麼就吃甚麼。平時體力不錯，無特別不適，不再檢查。如此折騰 5~6 年患者出現水腫、小便出現泡沫，仍未引起她足夠的重視，亦未進行必要的檢查

患病第 8 年，患者因尿毒徵狀進行維持性血液透析。患者感歎患病 8 年沒有死去，卻落得依賴透析維持生命。

【評述】糖尿病不僅僅是血糖高的問題，由於每個人情況的差異，糖尿病患者不一定都有很多徵狀，血糖偏高在一段時間內可能未出現嚴重的問題，但身體長期處於高血糖狀態必定影響各器官，尤其在合併高血壓、高脂血症等狀態下，非常容易導致包括糖尿病腎病在內的許多糖尿病遠期嚴重併發症。

正確認識糖尿病的危害、合理醫療是糖尿病患者一生健康與幸福的關鍵。諱疾忌醫及僅根據徵狀決定治療的思維可導致嚴重的、甚至是無可挽回的後果！

良好睡眠

睡眠不足或睡眠障礙可引發糖尿病

近年，實驗研究和流行病調查的證據表明，睡眠障礙或睡眠質量差可能對血糖調節產生負面影響，引起糖耐量減低和胰島素敏感性下降。[11] 習慣性睡眠不足可能成為出現糖尿病及發展的一項危險因素。[12]

睡眠可影響胰島 β 細胞的分泌功能和胰島素敏感性。睡眠和晝夜節律在調節夜間胰島素生成、胰島素敏感性、葡萄糖利用以及葡萄糖耐量方面具有重要的作用。正常人體全天葡萄糖耐量存在一定的差異，午夜時因拮抗激素分泌水平的下降，胰島素的敏感性相對較高，葡萄糖耐量相對較好。[13]

糖尿病患者有睡眠障礙會加重病情

睡眠質量不好或睡眠時間太少，體內的皮質醇和腎上腺素分泌增多，影響人體吸收糖類，進而引發糖尿病；而已經患有糖尿病的病人如果睡眠時間減少，則糖化血紅蛋白將會進一步增高。[14]

合併睡眠障礙的二型糖尿病患者的空腹血糖以及糖化血紅蛋白水平較高，且存在胰島素抵抗狀態；而針對患者睡眠質量的改善措施對糖尿病患者的血糖水平具有一定影響，尤其空腹血糖更為明顯。[15] 睡眠時間每晚少於 6 小時是誘發胰島素抵抗的一個重要因素。對於糖尿病患者，異常的睡眠可能使體重增加、胰島素抵抗加重和日間功能障礙，進而加速糖尿病的發展。[16]

糖尿病影響睡眠質素

糖尿病患者在血糖沒有獲得良好控制的情況下，由於血糖高，口渴飲水多，夜間小便次數多，心理負擔過重，可導致睡眠障礙。糖尿病患者由於慢性高血糖導致腦動脈硬化、微循環障礙、腦組織供血不足、神經元和神經纖維損傷以及糖化血紅蛋白增高等複雜的病理生理變化，極易引起失眠。[17]

美國開展的一項多中心“睡眠心臟健康研究”中，調查了5800多名志願者，發現糖尿病患者的睡眠問題遠多於非糖尿病者。[18] 睡眠質量差者佔糖尿病患者約52.5%。[19]

改善糖尿病睡眠的措施

加強心理護理、健康及睡眠管理有助提高糖尿病失眠患者對疾病相關知識的認知和自我管理能力，改變不良的行為和生活習慣，改善睡眠，提高生活質量。

表9.5　改善糖尿病患者睡眠質量的一般措施

- 調整情緒，心理平衡
- 晚餐不要吃得太飽，晚餐不可太遲才進食
- 黃昏後儘量不食用或飲用對中樞神經系統有興奮作用的食物如煎炸食物；飲料如酒精飲品或濃茶等
- 睡前不閱讀和觀看帶刺激性的書報、節目等
- 睡前溫水泡腳
- 睡前全身放鬆，可做些放鬆活動，如按摩、推拿、靜坐等
- 臥室環境要舒適，避免強光、溫度適宜
- 堅持良好的作息習慣，定時起牀，定時休息

藥物治療

藥物治療方面，主要應用鎮靜安眠藥物進行治療。此外，抗抑鬱藥物也可用於治療情緒低落、興趣減少等與抑鬱有關的失眠狀態。但經常使用鎮靜劑及抗憂鬱治療可能會做成藥物依賴等副作用。因此及時尋求中醫治療也為一項選擇。

糖尿病合併睡眠障礙中醫可按照不寐進行辨證治療。中醫通常分成虛證和實證。實證包括肝鬱化火、痰熱內擾；虛證主要包括陰虛火旺、心脾兩虛和心膽氣虛。

心身療法

由於失眠與心理的密切關係，糖尿病患者心理問題的普遍性以及藥物治療的不良反應和局限性，可嘗試一些心身療法，如認知療法、放鬆訓練、運動療法等，它們對失眠都有一定的療效。

中醫養生功法及子午覺的意義

一些溫和的養生功法如八段錦，對二型糖尿病伴失眠患者睡眠質量有一定的改善作用。中醫主張“子午覺”是有科學道理的，子午覺指的是子時和午時的兩次睡覺。子時是指晚上十一時至凌晨一點；午時是指中午十一時至下午一時。中醫認為，子午之時，陰陽交接，體內氣血陰陽極不平衡，此時靜臥可避免氣血受損。

知多一點點

糖尿病與阻塞性睡眠呼吸暫停

研究顯示，阻塞性睡眠呼吸暫停與糖尿病共同患者普遍存在。所有二型糖尿病應警惕存在阻塞性睡眠呼吸暫停的可能性，臨床上如有典型的夜間睡眠打鼾及呼吸不規律、白天過度嗜睡等情況，應考慮夜間呼吸暫停疾病。特別是如有下表 9.6 中出現的徵狀時，更要及時進行多導睡眠圖及嗜睡的評估等以確定診斷。[20]

表 9.6　阻塞性睡眠呼吸暫停臨床常見表現

• 睡覺打鼾、白天嗜睡	• 癲癇
• 肥胖、胰島素抵抗、糖尿病控制困難	• 老年癡呆
• 頑固性難治性高血壓，且以晨起高血壓為突出表現	• 遺尿、夜尿增多
• 夜間心絞痛	• 性功能障礙
• 夜間頑固、嚴重、複雜難以糾正的心律失常	• 性格改變
• 頑固性充血性心力衰竭	• 不明原因的慢性咳嗽
• 反覆發生腦血管疾病	• 不明原因的紅細胞增多症等

防治：

- 減輕體重
- 早期有效治療扁桃腺炎、咽炎、校正小頜畸型、下頜後縮

並積極治療鼻中隔偏曲、鼻甲肥大，對於預防阻塞性睡眠呼吸暫停也具有特殊的重要作用

- 改變生活方式、持續氣道正壓通氣治療、口腔矯治器及必要時的外科手術等均為本病的重要防治措施
- 對阻塞性睡眠呼吸暫停患者應及時進行糖尿病篩查，並評估其他心血管危險因素的水平及控制情況

合理飲水喝茶

飲水

養成多喝水的習慣對健康十分重要，糖尿病患者更要重視合理飲水。不能等到渴了再喝水。兩餐之間喝水，睡前適當喝水，晨起喝水，不要在餐前大量喝水。飲水的時間宜放在三餐之前，以免飯後大量飲水引起胃脹。

“小便清、大便通”是中醫養生保健的基本要求，因此也可把小便是否清澈，作為評估一天喝水量是否足夠的粗略指標。除藥物或個別食物對小便顏色的影響外，如果小便清澈，則基本上飲水量充足；如果小便不清，則表明飲水量不足，應適當增加飲水量。

適量飲水對預防糖尿病患者併發尿路感染有重要意義。多飲水、勤排尿可達到經常沖洗膀胱和尿道，從而減少細菌在尿路停

留和繁殖。對於糖尿病合併血尿酸高、痛風及腎結石的患者更要注意適當多飲水，尤其是睡前 1 杯水頗具意義。但如果糖尿病患者已併發有腎臟病、腎衰等有明顯水腫時，應根據具體病情限制水的攝入。如限水後出現口乾明顯，可以冰水漱口、嚼口香糖或擠一點檸檬汁以減少口渴的感覺，或含服西洋參等。

喝茶

茶起源於中國，為日常生活中主要的飲料之一。糖尿病患者一般避免喝濃茶，主張喝淡茶，並且在飯後 1 小時以上才喝，避免茶葉中的鞣酸與食物營養成分結合而影響人體對營養的吸收。研究表明，多糖是一類大分子物質，在植物性食品中廣泛存在，它不能被人體腸道所消化吸收。研究發現，多糖能有效控制餐後血糖上升幅度及改善葡萄糖耐量，並可改善脂類代謝紊亂，其中可溶性多糖優於不溶性多糖。

由於茶葉中也含有豐富的多糖物質，茶多糖就是粗老茶對糖尿病起作用的主要藥理成分。不同嫩度的茶葉以粗老茶的降糖作用最好；不同季節的茶葉以秋茶降血糖最強。另外，茶葉中的另一功能性成分茶多酚可清除自由基，對於糖尿病併發血管硬化等病變有較好的預防效果。[21] 其中以綠茶為佳。

綠茶中含有咖啡因，患有消化性潰瘍者不宜。綠茶的推薦劑量為每日 250~500 毫升 (1~2 杯) 。[22] 常見綠茶有西湖龍井、洞庭碧螺春、黃山毛峰及廬山雲霧茶等。

藥茶

番石榴葉茶：番石榴葉性平味乾澀，具有收斂止瀉、消炎止血等功效。番石榴葉具有一定的降糖作用，這與其主要化學成分黃酮類化合物等具有提高胰島素敏感性。另外，番石榴富含的維生素 C 及微量元素對胰島細胞保護、胰島素釋放與糖代謝的調節都有幫助。[23] 番石榴茶即用乾燥番石榴葉，用熱水浸泡而成。每次可以使用 10~15 克。

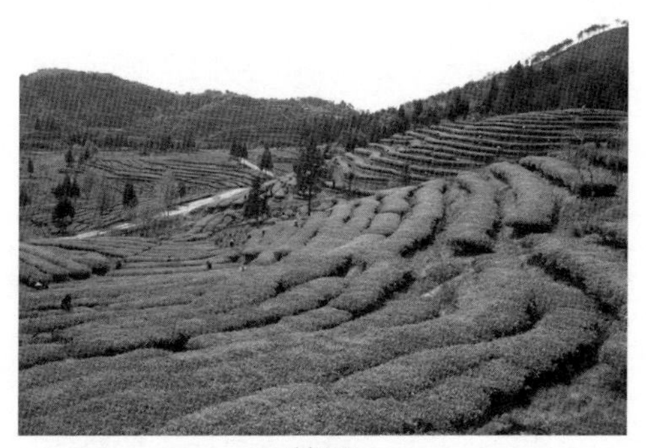

茶園

桑葉茶：含有多酚。可每天飯前飲用 1~2 杯，每次 3~6 克。

香蕉葉茶：以東南亞的熱帶、亞熱帶野生小腳葉為原料製成的茶，其中的科羅索酸能促進葡萄糖進入細胞中氧化分解。同時香蕉還含有鋅、鎂等能抑制血糖升高的微量元素。每天可在飯前飲用 3~4 杯。[24]

烏梅茶：烏梅 30 克，加水煎湯，或用沸水沖泡 10 分鐘，代茶飲。每日 1 劑，不拘時溫服，可生津止渴。[25]

口腔護理

糖尿病口腔病變是糖尿病併發症的一種，不論未控制病情或已控制病情的糖尿病患者，都有可能出現多種、不同程度的口腔病變。糖尿病患者同時伴有口腔疾病者高達 87.3%，約為正常人口腔疾病患者的 2~3 倍。[26] 糖尿病併發的常見口腔疾病包括牙周病、牙體牙髓病變、口腔黏膜病變（如口腔念珠菌感染、口腔扁平苔蘚病變等）及腺體病變等。這與糖尿病患者本身抵抗力差及併發血管病變，尤其是微血管病變等因素有關。[27]

牙周病

糖尿病廣泛的微血管病變及長期處於高血糖狀態，令糖尿病患者易患牙周病。牙菌斑積聚是牙周病變的主要致病因素包括牙石、食物嵌塞、創傷、不良修復、遺傳因素以及糖尿病內分泌失調、營養不良等因素都是糖尿病併發牙周病的相關因素。

牙周炎的常見徵狀：

早期：口臭，牙齦紅腫，刷牙出血、牙齦腫痛“易上火”

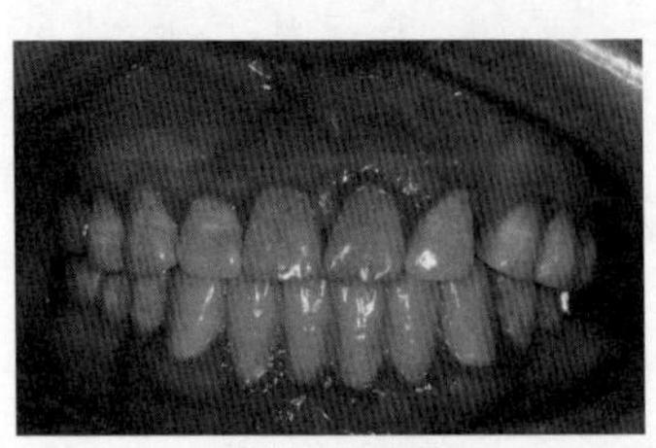

早期牙周病

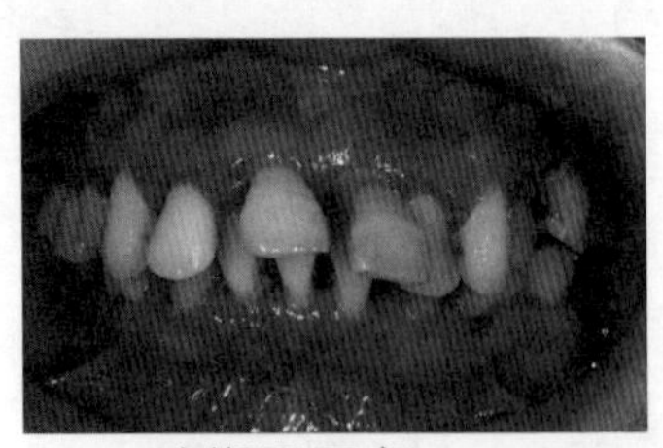

晚期牙周病

中期牙周病：牙齦退縮、冷熱酸甜敏感、牙齒移位、牙間隙增寬、食物嵌塞。還可出現各種類型的牙痛，如咀嚼時疼痛、自發性牙痛、夜間痛、冷熱刺激性疼痛等。

晚期牙周病：牙根進一步暴露，牙齒鬆動、移位，咀嚼無力，牙槽骨破壞、吸收等。

牙周病變應儘早到牙科專科診治：

- 全面合理控制血糖及併發症是治療牙周病的基礎

牙科診療期間，患者的血糖應該控制在正常範圍。一般建議在上午或服藥後 1~2 小時內去看牙醫，看牙醫前要進餐，以防低血糖發生。糖尿病患者蛋白質缺乏，機體抗體產生減少及白細胞吞噬作用下降，易發生感染。如需拔牙，一般建議血糖降至正常後再行拔牙，並採取相應預防感染措施。若血糖控制不理想，又需做牙周手術、人工植牙，或阻生齒拔除等，手術前可考慮給予抗生素預防感染

- 由專業牙科醫生徹底清除黏附於牙面、牙齦下、牙根部的菌斑、軟垢、牙石，消除牙周局部炎症
- 必要的抗炎藥物治療和手術治療是牙周病重要的局部措施
- 3 個月、6 個月與 1 年後覆診進行專業維護治療
- 患者自我牙菌斑控制和糖尿病患者口腔護理要點：

    1. 刷牙是機械性地清除牙斑菌的最好方法，是清潔牙齒的主要手段。掌握正確的刷牙方法，每日至少早、晚

各刷一次，每次至少 3 分鐘。選擇小頭、軟毛、磨毛的保健牙刷，將刷毛放在牙齒和牙齦交界處，使刷毛與牙齒表面呈 45°，短距離顫動刷毛，然後再順着牙縫豎刷。[28]

2. 必要時還可以結合使用牙線、牙間隙刷及牙籤，清除牙縫食物殘渣和菌斑。
3. 堅持餐後漱口。飯後和睡前選用漱口液、溫水或茶水漱口。有效的漱口，可以減少糖尿病口腔黏膜感染的機會，也可使用中藥烏梅 15 克、玄參 15 克、麥冬 15 克，煲水漱口。

假牙護理

使用活動義齒的糖尿病患者，餐後要摘下假牙沖洗及漱口，特別是晚上入睡前要認真刷牙及刷洗假牙。如出現鋼絲或牙箍引起口腔或舌割傷時，應立即到牙科就診。

牙保健操

早上起牀漱口後，進行牙齒空咬運動（叩齒）30 次，前 20 次進行快速衝擊咬合，後 10 次進行強力持續咬合，以改善咀嚼肌的咬合力，刺激牙根及牙槽骨，增加其骨密度，然後再漱口。牙齦按摩，具體方法是洗漱後，用乾淨的拇指、食指輕輕按摩牙齦內外兩側，內側用拇指，外側用食指，每次每面 30 次，以促進牙周微循環，增強黏膜抵抗力，然後再次漱口。[29]

定期檢查

重視口腔保健，需定期檢查，至少每 3~6 個月做一次檢查；如有牙周病，檢查次數可能需要更頻繁。對重度牙周病患者，每 3 個月進行一次復查和預防性潔刮治療。

復發性口腔潰瘍

糖尿病患者經常合併口腔潰瘍，可發生於口腔黏膜的任何部位，如唇、舌尖、舌邊緣、頰等處，牙齦和硬齶都會發生。復發性的特點是潰瘍呈孤立或多發性，局部有明顯的灼熱疼痛，雖無全身徵狀，但影響患者說話與進食。不同程度地影響患者的身心、工作和生活質量。

遺傳、免疫、感染、維生素及微量元素缺乏等都是其主要原因。中醫認為肝腎不足、氣陰虧虛、陰虛火旺、脾胃積熱為其主要發病機制。口瘡常因火所致，而火有虛實之分。復發性口腔潰瘍反覆發作日久不癒，多屬虛證。病久及腎，由於足少陰腎經經脈沿喉嚨挾舌根部，足太陰脾經其分支連舌體散舌下，足厥陰肝經其分支從目系分出下行於頰裏，環繞口唇，因此與復發性口腔潰瘍相關臟腑主要為肝、脾、腎。

內服方劑和外用漱口

糖尿病口腔潰瘍的臨床證型頗多，臨床必需進行辨證施治。肝腎不足是常見的證型，可用六味地黃湯加減。

外用漱口方面可使用中藥含漱或中藥外塗。如：取金銀花 10 克，連翹 10 克，黃連 3 克，苦參 5 克，夏枯草 15 克，生甘草 5 克製成的含漱液，每日多次漱口用。

丁香浸液

取丁香 10~15 克，打碎，放入小瓶中，用冷開水浸過藥面 1 厘米，浸泡 12 小時後呈棕色丁香浸液。每次清潔口腔後用丁香浸液塗於口腔潰瘍表面，每日 6~8 次。此外還可以冰硼散、青黛散、黃連散等局部外用治療糖尿病口腔潰瘍。

預防

首先要注意口腔衛生，養成早晚刷牙、飯後漱口的良好習慣，防止食物殘渣殘留在口腔內，加重感染機會。均衡飲食、營養合理，膳食多樣化。要多吃新鮮蔬菜、適量水果，少食辛辣刺激油膩之食品。

勞逸結合，進行適量運動，有充足的睡眠時間及睡眠質量，避免過度操勞並注意精神放鬆。

註

[1] 陳偉、江華、陶曄璿等：《中國糖尿病醫學營養治療指南》的建立與解讀〉，《中國醫學科學院學報》，2011 年，33(3)，頁 253~256。

[2] Howard AA, Arnsten JH, Gourevitch MN, "Effect of alcohol consumption on diabetes mellitus: a systematic review", *Ann Intern Med*, 2004, 140(3), pp211~219.

[3] 解傑梅、張會君、劉傑峰：〈糖尿病運動療法的研究進展與應用領域〉，《中國老年學雜誌》，2010 年，30，頁 716~718。

[4] 王芳：〈糖尿病的運動療法〉，《中國保健（醫學研究版）》，2007 年；15(23)，頁 95~96。

[5] 春山茂雄著，趙辟譯：《腦內革命》（南京：鳳凰出版傳媒集團，2011 年 4 月第 1 版），頁 46~47。

[6] 鄧鐵濤、白家禎、曾一玲：《八段錦：鄧鐵濤健康長壽之道》（廣州：廣東科技出版社，2004 年 11 月第 1 版），頁 1~44。

[7] 孫曉明：〈糖尿病的運動療法〉，載於遲家敏主編：《實用糖尿病學》（北京：人民衛生出版社，2010 年第 3 版），頁 223-230。

[8] 盧慧英：〈抑鬱對二型糖尿病患者的血糖及慢性併發症的影響〉，《南方護理學報》，2002 年，9(4)，頁 56。

[9] 李強翔：〈心理治療在糖尿病健康教育中的作用〉，《中國老年學雜誌》，2010 年，30(16)，頁 2386~2388。

[10] 毛永炎、張存良、張獻等：〈糖尿病腎病患者伴發抑鬱症狀臨床分析〉，《中國保健醫學研究》，2008 年第 16 卷第 20 期，頁 935~936。

[11] Hayashino Y, Fukuhara S, Suzukamo Y et al., "Relation between sleep quality and quantity, quality of life and risk of developing diabetes in healthy workers in Japan: the High-risk and Population Strategy for Occupational Health Promotion (HIPOP-OHP) Study", *BMC Public Health*, 2007, 7, p129.

[12] Mander B, Colecchia E, Spiegel K et al., "Short sleep: a risk factor for insulin resistance and obesity", *Sleep*, 2001, 24, p74.

[13] Van Cauter E, Polonsky KS, Seheen AJ et al., "Roles of circadian rhythmicity and sleep in human glucose regulation", *Endocr Rev*, 1997, 18, pp716~738.

[14] Taub LF, Redeker NS, "Sleep disorders, glucose regulation and type 2 diabetes", *Biol Res Nurs*, 2008, 9(3), pp 231~243.

[15] 馬立萍、張鳳麗、李雅等：〈二型糖尿病患者睡眠質量對空腹血糖水平影響的探討〉，《中國糖尿病雜誌》，2009 年，17(9)，頁 695。

[16] Spiegel K.Leproult R, "Van Cauter E.Impact of sleep debt on metabolic and endocrine function", *Lancet*, 1999, 354, pp1435~1439.

[17] 王緒朝、王鋼柱、孫愛勵等：〈氟桂利嗪合用噻庚啶治療糖尿病伴失眠〉，《實

用糖尿病雜誌》，2005 年，1(2)，頁 39~40。

[18] Resnick HE, Redline S, Shahar E et a1., "Diabetes and sleepdisturbances: findings from the Sleep Heart Health Study", *Diabetes Care*, 2003, 26, pp702~709.

[19] 宋靜：〈二型糖尿病患者睡眠質量調查〉，《中國誤診學雜誌》，2007 年，7，頁 4435~4436。

[20] 中華醫學會呼吸病學分會、睡眠學組中華醫學會糖尿病學分會：〈阻塞性睡眠呼吸暫停與糖尿病專家共識〉，《中華糖尿病雜誌》，2010 年，2(2)，頁 1~7。

[21] 丁仁鳳、何普明：〈茶葉與糖尿病關係的研究概況〉，《茶》，2004 年，30(4)，頁 207~209。

[22] Louis J.Ignarro 著，吳壽嶺，楊剛虹譯：《一氧化氮讓你遠離心腦血管病》(北京大學醫學出版社，2007 年 2 月第 1 版)，頁 106~107。

[23] 王波、劉衡川：〈芭樂的降糖作用研究〉，《現代預防醫學》，2005 年，32(10)，頁 1293~1294。

[24] 主婦與生活社編寫，樂馨譯：《101 種戰勝糖尿病的特效法》(瀋陽：遼寧科學技術出版社，2010 年 8 月第 1 版)，頁 174~175。

[25] 陳小憶、林乾良：〈茶療專題講座〉，《茶葉》，1995 年，21(4)，頁 50~52。

[26] 邵東升、程為、張振庭等：〈5000 例口腔修復病例的統計分析〉，《口腔頜面修復學雜誌》，2005 年，6(4)，頁 283。

[27] 張娜、牟月照：〈糖尿病與口腔病損〉，《中華老年口腔醫學雜誌》，2007 年，5(1)，頁 56~58。

[28] 張博學：〈口腔健康教育與健康促進〉，《中國健康教育》，2004 年，20(8)，頁 692~695。

[29] 趙強：〈解讀糖尿病與牙周病〉，《糖尿病之友》，2009 年，(2)，頁 28。

十、糖尿病預後與管理

影響糖尿病預後的常見因素

有些糖尿病患者數十年沒有甚麼併發症，有些患病幾年便出現大問題。影響糖尿病整體預後的因素很多，一般來説一型糖尿病重過二型糖尿病，有併發症的糖尿病重過無併發症的糖尿病，血糖反覆波動或居高不下嚴重影響預後，反覆出現急性代謝紊亂或合併重症感染及胰島功能嚴重衰竭者其預後欠佳，與糖尿病預後密切相關的因素如下：

• **年齡越大，危險越大**——年齡是影響糖尿病預後的一個重要因素。如年齡大者易產生糖尿病腎病、高齡者病史率增高

• **併發症與合併症**——尤其是合併心血管、腎病及感染等都是導致糖尿病患者死亡的重要原因

• **血糖波動及糖化血紅蛋白控制不理想**——血糖波動性升高，能夠加速血管內皮細胞的凋亡和促進血管併發症的發生和發

展。血糖波動性升高，容易導致治療頻繁低血糖發作，從而增加心血管病變的發生率。糖化血紅蛋白數值控制不理想，則出現慢性併發症的風險越高，從而導致糖尿病的遠期預後差

- **不合理用藥**——主要問題集中在降糖藥應用不當及濫用抗生素等

糖尿病患者能長壽嗎？

患上糖尿病無疑影響人的壽命，但也不乏長壽患者，有的雖患病數十年，仍能獲得高壽。其原因是多方面的，但與患者是否有堅強的、戰勝疾病的意志，樂觀豁達的精神，堅持不懈地控制疾病的努力及良好的作息、生活習慣、適量運動及適當醫療措施等因素有關，其中合理治療至關重要！

春山茂雄先生是日本研究養生長壽的著名專家，對養生長壽有非常精闢的見解，可作為糖尿病患者尋求健康長壽的參考。運動不足是影響壽命的因素，但春山茂雄先生認為影響人壽命的第一重要因素是大腦。他研究長壽者的共同特點是：不煩惱。完全自由隨便任意的生活不能長壽，反而應有以下三點的正確觀念：

第一，要飲食正確。

第二，要防止血管堵塞，因為所有的衰老狀況都是從血管阻塞開始的。

第三，要大腦的活性化，即要養成積極思維的習慣。[1]

圖 10.1　糖尿病預後及相關因素簡圖

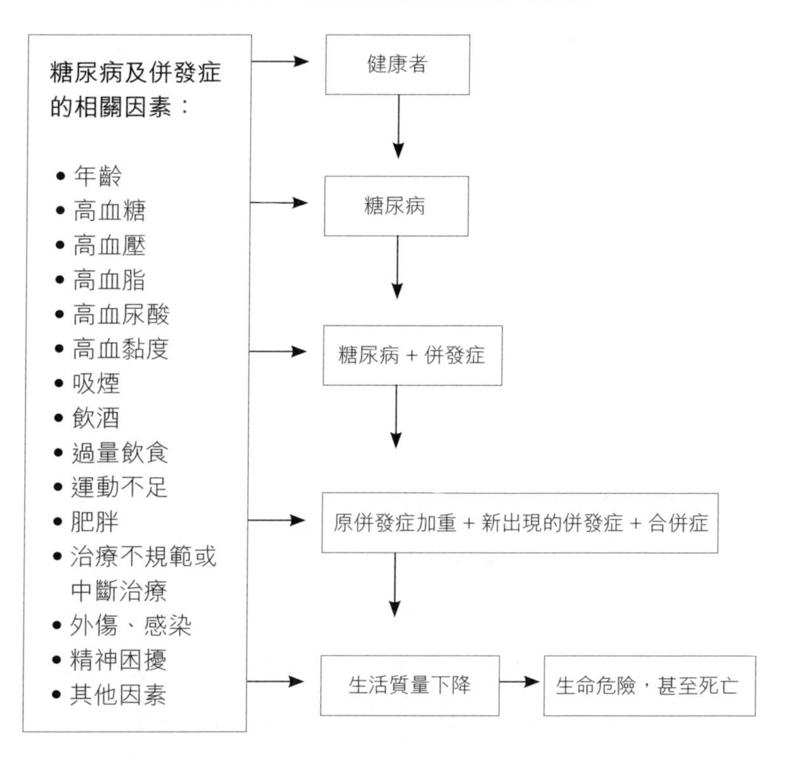

自我血糖監測的重要

自我血糖監測（Self-monitoring of Blood Glucose, SMBG）是指糖尿病患者在家中進行的血糖檢測，是糖尿病整個治療管理與控制過程中由患者獨立完成的部分。用以了解血糖的控制水平和波動情況，是調整血糖達標的重要措施，也是減少低血糖風險的重要手段。

國際糖尿病聯盟、美國糖尿病學會等機構發佈的指南均強調，自我血糖監測是糖尿病綜合管理和教育的組成部分，建議所有糖尿病患者都進行自我血糖監測。

表 10.1　德國一項研究表明：定期進行血糖自我監測的二型糖尿病患者可有如下獲益：[2]

非致命性併發症發生率，如：包括非致命性心臟病、糖尿病截足、失明或透析治療	風險降低 32%
致命性併發症，包括心臟病	風險下降 51%

血糖監測頻率

血糖自我監測的頻次與測定時間因人而異，主要取決於病情、治療目標和治療方案。[3] 初次接受治療，血糖未穩定者應該強調規範的血糖監測，以達到最佳的血糖控制目標。如血糖控制非常差或病情危重者，應每天監測 4~7 次血糖或根據治療需要監測血糖，直到血糖得到控制。

採用生活方式改變，如合理運動、飲食控制等措施來控制血糖的糖尿病患者，可根據需要目的，通過血糖監測了解飲食控制和運動對血糖的影響，作出相應調整。

使用口服降糖藥者，可每周監測 2~4 次空腹或餐後血糖或在就診前一周內連續監測 3 天，每天監測 7 個時間點的血糖，如：早餐前後、午餐前後、晚餐前後和睡前。使用口服藥物而病情穩定者，一般每周監測 1~2 天。

使用胰島素治療者，可根據胰島素治療方案進行相應的血糖監測：

- 使用基礎胰島素者應監測空腹血糖，調整睡前胰島素劑量
- 使用預混胰島素者應監測空腹和晚餐前血糖，根據空腹血糖調整晚餐前胰島素劑量，根據晚餐前血糖調整早餐前胰島素劑量
- 使用餐時胰島素者應監測餐前和餐後血糖，並根據餐後血糖和下一餐前血糖，調整上一餐前的胰島素劑量
- 一般來説，注射胰島素者，如血糖未能有效控制、血糖不穩定或遇到感染等應急情況，則每天至少監測血糖 4~6 次

表 10.2 《中國血糖監測臨床應用指南》推薦各時間點監測血糖的適用範圍 [4]

監測時間	適用範圍
餐前血糖	血糖水平很高，或有低血糖風險時，如老年人、血糖控制較好者
餐後 2 小時血糖	餐後 2 小時血糖空腹血糖已獲良好控制，但 HbA1C 仍不能達標者；需要了解飲食和運動對血糖影響者
睡前血糖	注射胰島素患者，特別是晚餐前注射胰島素患者
夜間血糖	胰島素治療已接近達標，但空腹血糖仍高者；或疑有夜間低血糖者
其他	出現低血糖徵狀時，應及時監測血糖；劇烈運動前後宜監測血糖

胰島素治療的患者需要每日至少 3 次的自我血糖監測，可根據不同的治療制定個人化監測方案。如有突發的低血糖表現需隨時測血糖。如出現不可解釋的空腹高血糖或夜間低血糖，應監測夜間血糖。

對於出現無法解釋的嚴重低血糖或反覆低血糖，無徵狀性低血糖、夜間低血糖，無法解釋的高血糖，特別是空腹高血糖，血糖波動大，出於對低血糖的恐懼，刻意保持高血糖狀態的患者等均需嚴格監測。在以下情況下需要加強監測：

- 病情不穩定，血糖或高或低，波動明顯
- 併發感染、外傷等應急情況
- 日常生活規律改變，如加強運動或停止運動，飲食習慣改變，外出旅遊等
- 計劃生育或懷孕的女性患者
- 調整藥物前後

血糖自我監測的局限性

由於血糖儀檢測技術和臨床應用的限制，血糖自我監測存在某些局限性：針刺採血可能引起患者不適；操作不規範可能影響血糖測定結果的準確性；監測頻率不足時，對平均血糖、血糖波動或低血糖發生率的判斷應謹慎；而過於頻繁的監測可能導致一些患者的焦慮情緒。

血糖自我監測結果良好，但 HbA1C 始終不達標者，《中國血

糖監測臨床應用指南》建議進行動態血糖監測（CGM）；此外，一型糖尿病、胰島素強化治療的二型糖尿病，也是首選推薦進行 CGM 的人羣。

一些患者堅持每日一至數次血糖監測，但即使血糖很高、波動很大，卻沒有及時進行藥物調整。這種監測流於形式，缺少實際意義。其實檢查最大目的是為了更好地治療，如果監測提示血糖波動，則要及時分析原因，調整治療方案；對於多次監測血糖均穩定而正常者，可以適當減少監測次數。

糖尿病的三級預防與覆診計劃

中醫學強調養生防病、既病防變的思想。元・朱丹溪《丹溪心法》云："與其救療於有疾之後，不若攝養於無疾之先。蓋疾成而後藥者，徒勞而已。是故已病而不治，所以為醫家之法；未病而先治，所以明攝生之理。長如是則思患而預防之者，何患之有哉？此聖人不治已病治未病之意也。"

中醫對許多慢性疾病的預防都隱含了治未病的思想，包括未病先防、既病防變、瘥後防復三種境界，糖尿病也不例外。

三級預防

慢性疾病的預防多可被歸納為三級預防，糖尿病也不例外。

儘管不同學者對糖尿病三級預防的表述有不同見解，但其總體目標基本上是一致的，是預防糖尿病的發生和併發症的出現及惡化。

1. 一級預防

【目標】預防糖尿病的發生

【措施】主要針對糖耐量降低和空腹血糖受損者以及其他屬於糖尿病高危人羣，及時進行體檢篩查，早期發現是至關重要的步驟。改善生活方式與合理運動是最為關鍵的措施。其中戒煙限酒、心理平衡則是重要環節

糖調節受損的干預措施：

• 調整飲食習慣——注意營養均衡，多吃蔬菜、水果、未經過精製的穀麥類、全麥麵包、糙米等高纖維食物。避免暴飲暴食，勿飲酒，勿過量飲食，避免過量進食油膩及含糖分過高及高熱量食物

• 多做運動——適當運動，並堅持不懈

• 控制體重——在適當運動與合理飲食的基礎上，控制體重在理想範圍內

• 兒童應該養成良好的飲食和作息習慣

• 必要時藥物干預，但一般來説對於糖調節受損，應該更強調生活方式干預措施

2. 二級預防

【目標】已確診的糖尿病患者預防併發症，尤其是慢性併發症的發生

【措施】及早和盡可能控制血糖、血壓、糾正血脂紊亂和肥胖，戒煙等導致併發症的危險因素。定期進行併發症及相關疾病的篩查，加強相關的治療措施，全面達到治療的目標

併發症的篩查包括：

- 眼睛：視力、擴瞳查眼底
- 心臟：心電圖，臥位和立位血壓、心臟彩色超聲檢查等
- 腎臟：尿常規、尿白蛋白與肌酐比值
- 神經系統：四肢腱反射、立臥位血壓、音叉振動或尼龍絲觸覺
- 血液生化：血脂譜、血尿酸、血黏度等
- 血管檢查：頸動脈超聲檢查

對無併發症者，原則上，二型糖尿病應該每年至少檢查 1 次；一型糖尿病患者首次篩查如屬正常，3~5 年後每年篩查 1 次。但有特殊情況，如出現異常徵狀者均要進行即時檢查。

3. 三級預防

【目標】改善已發生的糖尿病併發症的進展、降低致殘率和死亡率，並改善患者的生活質量

整體治療的內容：

- 採用綜合措施控制血糖，加強血糖監測與疾病管理
- 除了控制血糖，還有注意降壓、調脂、減肥、降血黏度等治療
- 除了治療糖尿病，還有積極合理治療各種併發症和各種相關合併的疾病

糖尿病患者的住院計劃

一般來説，穩定的糖尿病患者不需要住院。如果糖尿病出現併發症等特殊情況，則可能需要住院。住院雖沒有絕對的指徵，但如下情況可供參考：

- 威脅生命的糖尿病急性併發症：嚴重低血糖糖尿病酮症酸中毒、非酮症高滲性昏迷、乳酸酸中毒
- 初次接受胰島素治療
- 血糖忽高忽低，或血糖居高不下
- 應急狀態如發燒、各種感染、肺結核、急性心肌梗死、中風、進行手術
- 有嚴重的慢性併發症如嚴重糖尿病腎病、嚴重的糖尿病眼底出血
- 痛性神經病、頑固性腹瀉、糖尿病足
- 新發現的一型糖尿病患者

覆診計劃

1. 何時需要覆診

病情比較穩定者可定期覆診，一般主張 1~3 個月左右就診一次，必要的覆診可以由專業人士判斷病情變化及併發症情況。

如病情不穩定者，或有特殊情況者則要隨時就診，如：

- 血糖升高：原來血糖穩定，最近出現血糖持續升高，或血糖波動較大，經過飲食調整仍不能維持正常者

- 血糖降低：經常出現飢餓感，有時候餓得難受，進餐時間還沒到就心慌出汗了，這種情況可能為低血糖，應及時適當增加飲食量。如經常發生這情況或監測結果血糖通常偏低者，需要就診調整藥物

- 意外情況：如感冒、發燒、腹瀉及外傷等要及時就診

- 體重驟降：忽然體重明顯下降，如 1 個月內忽然下降 3 公斤以上，可能為病情加重，缺水或併發其他消耗性疾病等，需及時就診了解病情

- 血壓波動：出現血壓異常波動，或出現相關的心血管徵狀，如胸悶、心悸、氣喘等，需要及時就診檢查心血管狀況

- 主觀不適：感覺特別不舒服，如感到頭暈，或者口乾、尿頻、尿有泡沫或手足麻痹、視力下降等等，均需要及時就診

2. 覆診時要做些甚麼？

確診糖尿病後應如何覆診，這是治療的關鍵所在。覆診中應

該注意哪些問題？有甚麼需要特別留意的？因為一些慢性併發症不是一天形成的，如何做到位相當重要。

特別提醒覆診中要注意的 ABC 原則：

A 指糖化血紅蛋白——HbA1C 中的 A 字母

B 指血壓——Blood Pressure 第一個 B 字母

C 指以總膽固醇為代表的血脂，包括膽固醇、三醯甘油酯等，C 是膽固醇——Cholesterol 的第一個英文字母

但這還不夠，眼底、足部、口腔、腎等檢查仍不可缺少。《香港糖尿病參考概覽》中詳細列舉了糖尿病覆診的建議，[5] 可供參照。

表 10.3　糖尿病患者覆診的建議

行動	建議
定期覆診	與主診醫生共同制定目標治療水平，包括：血糖水平血壓水平、血脂水準及體重指標。每年接受身體檢查以評估身體狀態及是否出現併發症，建議的檢查項目包括： • 體重指標及腰圍 • 血壓 • 血糖 • 血脂 • 腎功能檢查，包括尿液蛋白檢查 • 眼部檢查 • 足部檢查 • 口腔檢查

糖尿病治療效果的整體評價

心理社會因素在糖尿病發生和發展中有重要的作用，有學者

認為衡量糖尿病治療好壞的標準有兩個：一個是硬指標，即代謝控制是否達標，如血糖和糖化血紅蛋白；另一個是軟指標，即患者的生存質量在患病期間是否仍能提高。[6]

註

1 春山茂雄著，趙辟譯：《腦內革命》（南京：鳳凰出版傳媒集團，2011 年 4 月第 1 版），頁 99~120。

2 Martin S et al., "self~monitoring of blood glucose in type 2 diabetes and long~term outcome: an epidemiological cohort study", *Diabetologia*, 2006, 49, pp271~278.

3 中華醫學會糖尿病學分會：《中國二型糖尿病防治指南》（北京：北京大學醫學出版社，2011 年 9 月第 1 版），頁 14。

4 中華醫學會糖尿病學分會：〈中國血糖監測臨床應用指南（2011 年版）〉，《中華糖尿病雜誌》，2011 年，3(1)，頁 13~21。

5 香港衛生署基層醫療工作小組（基層醫療概念模式及預防工作常規專責小組）編制：《香港糖尿病參考概覽——成年糖尿病患者在基層醫療的護理（病友篇）》，2012 年 2 月修訂，頁 6。

6 Matthias R, Thea S, Herbert F et al ., "The network of psychological variables in patients with diabetes and their importance for quality of life and metabolic control", *Diabetes Care*, 2002, 25(1), pp35~41.

後記

醫學是一門嚴謹的科學，同時會不斷地發展、更新；各人由於體質不同，疾病本身更存在很多不確定性，臨床上一些貌似簡單的問題，實際上卻可能十分複雜，需要專業人士進行具體分析、判斷。因此，對於患者朋友來說，書中所列舉的任何見解、處方、藥物，包括劑量等均為作者或作者所引用的其他作者的個人體會，全部均需要在專業人士的指導下實施或使用，切忌按圖索驥、自行配藥，以免差誤，影響身體健康。如果在閱讀過程中有任何意見，非常歡迎隨時批評指正。

本書中所指的專業人士，主要指對糖尿病有深入研究的中醫或西醫。